ホスピス緩和ケアがつなぐ

メディカルヴィレッジ

八女筑後版

みどりの杜病院　監修
原口　勝　編著

木星舎

撮影　原口　勝　吉安　寅彦

巻頭言

日本メディカルヴィレッジ学会理事長
順天堂大学名誉教授　樋野　興夫

この度、福岡県八女市のみどりの杜病院院長原口勝先生から、新刊『ホスピス緩和ケアがつなぐ　メディカルヴィレッジ　八女筑後版』の巻頭言を依頼された。

みどりの杜病院の皆様の「謙虚で、常に前に向かって努力されている姿」には、大いに感動した。

私の故郷は、人口約四十名の島根県出雲市大社町《たいしゃちょう》鵜峠《うど》である。隣の鷺浦地区と合わせて、「鵜鷺（うさぎ）」（小学校と中学校は廃校）と呼ばれている。七一三年に編纂が命じられたという『出雲国風土記』にも登場する歴史ある地である。

二〇一二年に、鵜鷺小学校の体育館で、「鵜鷺メディカル・ビレッジ構想」シンポジウムが開催されたものである。そして「東京いずもふるさと会報『出雲』第9号（二〇一五年）」の特別寄稿「鵜鷺メディカル・ビレッジ構想」の機会を与えられたことが、今回鮮明に想い出された。「不思議な時の流れ」である。

私は、第三回「日本メディカルヴィレッジ学会」（二〇二〇年大会長：原口勝先生）で、特別講演「病気であっても病人ではない――がんと共に生きる」の機会が与えられた。

『日本メディカルヴィレッジ学会』は、がんなどの病を抱えた患者さんやそのご家族が、最期まで安心して暮らすことのできる場所を地域に創り出すことを目的として設立された。さまざまな病を抱えた方々、高齢の方々などが心安らかに暮らせる、生きる目的を持ち、自分の居場所を見出し、自身の人生を大切に生きることができる場所。そんな営みをサポートするためには、ひとつの村、すなわち「地域の協働体＝一人の人間を癒すには、一つの村」は不可欠である。

住民公開講座「このまち、この村をメディカルヴィレッジに」（二〇二四年三月二日　八女市民会館に於いて）は時代的要請であろう！

「役割意識&使命感の自覚」と「練られた品性と綽々《しゃくしゃく》たる余裕」はメディカルヴィレッジの真髄である。人間の尊厳に徹した医療の在り方を考え、「潜在的な需要の発掘」と「問題の設定」を提示し、「他人の苦痛に対する思いやり」は、医療の根本であり、患者の視点に立った医療が求められる現代において本書は必読書となろう。

CONTENTS

CONTENTS

メディカルヴィレッジを支える人たち

CONTENTS

CONTENTS

本書内の事例発表、作文、写真等は全て本人または家族の同意を得て掲載しています。

ホスピス緩和ケアと
メディカルヴィレッジ

原口　勝

メディカルヴィレッジとの出会い

「がんなどの病を抱えた患者さんやそのご家族が、最期まで安心して暮らすことのできる場所。それが、医療の共同体＝Medical Village（メディカル ヴィレッジ）です」

順天堂大学名誉教授の樋野興夫《ひのおきお》先生の提唱で生まれた言葉ですが、Medical Villageを地域に創ることを目指して日本メディカルヴィレッジ学会が毎年全国で開催されています。

「一人の人間を癒すには一つの村が必要である」

「病気であっても病人ではない」

「病気は単なる個性である」

と三本の柱があります。

この「メディカルヴィレッジ」という言葉に出会った時に、我々がホスピス緩和ケアを地域に展開していることと趣旨が同じだと思いました。地域の人々の幸せを願い、医療と介護が連携して安住の地を目指す。

樋野興夫先生とはすでにがん哲学外来・メディカルカフェの実践を通じて知り合っていましたが、その樋野先生のお勧めで、福岡県八女市でも第三回（二〇二〇年）と第五回（二〇二二年）の日本メディカルヴィレッジ学会を主催しました。コロナ禍であり、いずれもみどりの杜病院からのインターネット配信で開催しました。これから「メディカルヴィレッジ」をスローガンに、地域で賛同を得て、実現のために活動を進めていきたいと思っています。本書の出版もその活動の一環です。

医療と介護の連携や「多職種連携」という言葉がありますが、病院の中で外来や病棟だけで仕事をしていると、それらの言葉がなかなか実感として伝わってきません。病院を出て、在宅医療を行うようになり、それらの言葉の意義を肌で感じるようになり、八女筑後という地域全体が見渡せるようになりました。そして多職種連携によって、多くの医療や介護の職種の方々と顔の見える関係を築けるようになりました。八女市の地域包括支援センター連絡協議会と介護保険事業推進委員会は、市役所の介護長寿課、地域包括支援センター、社会福祉協議会、民生委員、教育委員、ケアマネジャー、介護職、医療職などの構成メンバーからなります。私は医師会の代表として参加していますが、そこでは地域住民や民生委員や介護職への丁寧なアンケート調査を基に、高齢者や社会的弱者の生活を支援するための取り組みが検討されています。

そこで挙がる課題は、全国的な問題ではありますが、介護職の人員不足です。特に山間部のへき地の町村においては、地域包括支援センターが成り立たないほどの人員不足となっている現状があります。これらの介護に関する会合に参加して初めて、住民の求めることや介護の切実な現状や生活を支援する多職種の働きの一端を知ることができました。名実ともに医療と介護の連携を図るための取り組みが必要だと感じました。

ホスピス緩和ケアの全ての形態を地域に備える

ホスピス緩和ケアを受けることができる場所については、①ホスピス緩和ケア病棟、②緩和ケアチーム、③緩和ケア外来、④在宅緩和ケア、⑤デイホスピスという形態があります。その全てを八女筑後に備えるということで、地域のがん診療連携拠点病院の公立八女総合病院とみどりの杜病院が連携して実践してきました。デイホスピスはこれからの課題ですが、この五つの機能を有効に使えば、自宅で過ごしている方も緩和ケア外来に通院して緩和ケアを受けることができます。外来通院が困難な身体の状態になった場合には、ホスピス緩和ケア病棟に入院することもできますし、ホスピス緩和ケア病棟に入院することを望まない方は、がん診療連携拠点病院の一般病棟に入院して緩和ケアチームのケアを受けることができます。自宅で過ごしたいと望まれれば、在宅緩和ケアに携わる在宅医や訪問看護師やケアマネジャーなど多職種がチームを組むことによって自宅で緩和ケアを受けることができます。介護施設に入所している方でも、介護施設の種類にもよりますが、在宅医療を受けることができます。

みどりの杜病院は、ホスピス緩和ケア病棟での入院療養と在宅医療推進室からの訪問診療を備えていますので、入院療養と在宅ケアの行き来ができます。これは、例えば今ホスピス緩和ケア病棟に入院していても、自宅療養を希望すれば、在宅ケアに移行することができるということです。その逆に在宅ケアを受けていても、家族の介護の負担などで入院を希望したらホスピス緩和ケア病棟に入院することができます。なかには十回以上、在宅医療とホスピスの行き来を繰り返した方もいました。

八女筑後地域では、自分の望む形態で緩和ケアを受けることができ、そして身体の状況や病状の程度だけでなく、家族の介護力や家庭環境に応じて、いつでも緩和ケアの形態を変えられるということを目指してきましたが、それはほぼ達成できていると思います。

緩和ケアは求められることに応じる医療

緩和ケアの対象になる方は、治癒が望めなくなったがんの患者さんだけではありません。がんでなくても病によって生命が脅かされるような体の状態の方も含まれます。

「がんが治ること」、「病気が治ること」が一番に求められることでしょう。でも「治せない、治らない」という状況の中でも、苦痛なく穏やかに自分らしく生活を続けたいというのがほとんどの人の願いです。そんな中で、求めることは一人ひとり異なります。「痛みなどの苦痛を和らげて欲しい」、「不安な気持ちを聴いて欲しい」、「いい家族関係を保ち続けたい」、「仕事のことが気がかりだ」、「これからどう過ごしていいかわからない」、「こんな体で生きていく意味があるのだろうか」など多様な求めや訴えがあります。

ホスピス緩和ケアは、求められることに応えていくケアです。そのために医師や看護師などの専門職だけでなく、介護職などの多職種やボランティアで構成したチームでケアに携わり、各々の役割を発揮します。患者さん本人だけでなく、家族のケアも行っていきます。

一人ひとりの多様な求めに応じるケアですから、チーム力が発揮されれば緩和ケアを受ける人の満足度は当然高くなります。「よく診（看）てもらった」との評価をいただくことが多く、身近な人や知り合いが病棟や在宅で緩和ケアを受けた方から「自分たちもまた診（看）てもらいたい」と、いわゆるリピーターの利用も増えています。

名実ともにホスピス緩和ケアを提供する　（1）ボランティアは重要なチームの一員

ホスピス緩和ケアにおいて、ボランティアはチームの重要な構成メンバーです。みどりの杜病院はボランティアコーディネーターの働きで二〇二三年度に個人八十名、団体六十団体、総数約四〇〇名のボランティアに活動していただいています。一時コロナ禍で中断していたボランティア活動が、今、徐々に復活してきていますが、「以前は、ラウンジで患者さんも家族もお茶を飲みながら一緒にお話ができてよかったね」という言葉を耳にすることもあります。ボランティアの活動意欲はだんだんと高まってきていますが、マスク着用、会食の制限が解除されるにはもう少し時間が必要なようです。

そんな中で医師や看護師は「働き方改革」で、勤務時間内に業務を終わらせるために、例えば、カルテの記録を勤務時間内に終わらせるなどの取り組みが行われています。ボランティアさんたちから、「以前は看護師さんも患者さんと一緒にラウンジでお話しする時間があったのに、今は看護師さんたちが忙しそうにしていて、以前のあったかい雰囲気がなくなっている」との言葉を聴くことが度々あります。「ボランティアさんたちのモチベーションを維持するために、どうしたらいいだろう?」という声も上がっています。

病院としては、ボランティアの必要性と貢献度はよく認識しているのに、感謝の思いを伝えることができていない、形にすることができていないとの反省があります。

みどりの杜病院では二〇二三年七月に、福岡県の委託で「在宅ホスピスボランティア養成講座」を開催しました。福岡県ではすでに八カ所の地域で開催されて、ボランティアが在宅に出向いています。在宅医療において医療者や介護職では対応できないこと、例えば家での見守りや話し相手など、ボランティアが求められる現状があります。

病院は管理のために種々の規則を設けていますが、ホスピスにおいてさえ管理を優先する環境の中でボランティアさんにいきいきと活動してもらうことが難しくなっているのではないかという懸念があります。

そこで院外にボランティアハウスのような場があれば、ボランティア同志が交流を図り、お互いを尊重し認め合うことで、モチベーションを高めることができるのではと考えました。ボランティアハウスからみどりの杜病院にも派遣で来ていただくという発想です。

名実ともにホスピス緩和ケアを提供する（2）悲嘆ケアには継続が必要

ホスピス緩和ケアでは、身近な人を亡くした方の悲嘆ケア・遺族ケアが求められています。コロナ禍を被る前までは、定期的に追悼会「みどりの会」が行われて、足を運んでくださったご家族と職員との懇親の場が設けられていました。しかし、半年から一年前に亡くなられた家族という制限を設けるため、同じ家族は一回限りの参加となります。そこでご遺族へご案内のお葉書を出して、追悼会への出欠をとるだけでなく、心のケアを担当する職員による傾聴の場があり、いつでも来院していただいてよいということも案内しています。しかし、心のケアの傾聴を希望して来院される方は年に数名というのが現状です。

「福岡ホスピスの会」というボランティアの会があります。二十五年前から福岡市とその近郊のホスピス病棟でのボランティア活動を行ってきましたが、前述の樋野興夫先生が二〇〇八年に提唱し開始された「がん哲学外来―メディカルカフェ」に現会長の柴田須磨子さんが出会ったことをきっかけに、二〇一六年から福岡市で「がん哲学外来　ぬくみカフェ」を開始しました。現在、対面とオンライン会議形式で毎月交互に開催していますが、二〇二三年度は開催がすでに五〇回を超えました。

参加者は闘病中の方や、ご家族やご遺族です。十数名の世話人がいますが、私はその会の顧問を担当しています。世話人がファシリテーターとして参加者の意見交換の司会進行などのお世話をします。

「ここに来て自分だけでないということがわかってよかった」、「家族にも話せないことが話せてよかった」という感想を多くいただきます。定期的に開催しているので、多くの方が繰り返し参加されます。体験者同士が支え合う場が、ご遺族の悲嘆ケアにも闘病中の方の心のケアにもとても有効だということを実感しています。

闘病中の方からよくお聞きするのは、「病院ではゆっくり話を聴いてもらえない」という言葉です。がん治療を行っている病院でも、担当医や看護師と話をする時間が短いのが現状です。病院の外に、がんカフェというような市民が市民を支える場、市民の力を引き出す場が求められているようです。

以上のようないろいろな理由から、二〇二三年、ボランティアハウス「らいおんの家」を民家を借りて開設しました。広く案内して参加者を募り、自由な発想で少しずつ活動を始めていくことになります。

ホスピス緩和ケアの立場では前述のがんカフェだけでなく、日帰りで昼間集まっていただいて身体のケアを行うだけでなく、手芸や園芸などを楽しむ時間を共有できるデイホスピスも視野に入れています。

今後の地域医療

八女筑後地域内で完結する医療が求められていますが、久留米大学病院などの隣接する久留米市の医療機関で高度の急性期医療を受けることができるという環境もあります。八女筑後地域が高齢化と過疎化が進んでいく中で、「求められる医療」を明確にして、地域の公的及び民間の医療機関がどう役割を分担していくかという視点が必要です。みどりの杜病院は経営母体の公立八女総合病院と連携して、医療者や職員の目線ではなく、地域住民の目線で「求められる医療」を明確にして、対応していかなければなりません。過疎化の中で、いわゆる無医地区ができるという懸念があります。矢部村の診療所は福岡県の委託で、自治医科大学から医師が派遣されています。無医地区での診療の要請がある場合には、巡回して診療を行うということも公立の病院に求められることと思われます。

今、求められていることは、ホスピス緩和ケアの基本である全人的ケア（病気や身体だけをみるのではなく、心のケアも行って、生活全体を支援する）や良好なコミュニケーションであり、それは地域に安心をもたらします。

これまでホスピス緩和ケアは最後の選択であり、そのような場としてのみ捉えられがちでしたが、ホスピス緩和ケアが残されたいのちをよりよく生きるための医療の取り組みであり、最後まで安心して生きることを支援する活動であることからすれば、メディカルヴィレッジを創る起点としてもっともふさわしい医療であり活動であると思います。いのちを守り、いのちを尊ぶ地域づくりの一歩です。

いのちの授業　作文の掲載にあたって

本書では、みどりの杜病院の在宅ホスピスを家族として体験した四家族（六人）の方の作文を掲載します。

二〇二二年十月二十九日に開催した「第五回日本メディカルヴィレッジ学会 in 八女」のテーマは「いのちの授業」でした。その第二部は青少年からのメッセージでしたが、「家族の在宅ホスピスの体験からいのちの尊さを考える」というテーマで作文を募集しました。

「いのちの授業」というテーマで、在宅ホスピスを体験したご家族に作文を募ったのは、在宅ホスピスの現場で聞いた一人の患者さんの言葉がきっかけでした。

「このまま家で看ていってもいいですか?」という質問に、「最期まで家で過ごして死にたい。自分の死にざまを家族に見せたい」という言葉が返ってきました。

その時、在宅療養する患者さんの姿を家族が見るということは、家族が「いのちの授業」を受けることに他ならないと感じました。

ホスピス緩和ケアや在宅医療というのは、主にこれから人生を終えようとする方々へのケアですが、それは若い世代に命の尊さを伝えることでもあり、ホスピス緩和ケアや在宅医療が若い世代に引き継がれていくことにもなると感じていただけると思います。

「二千二十年」

八女学院（高二）　林田和香子

おばあちゃんが亡くなってから、もう一年以上経ちました。それなのに、私は全く実感が湧きません。まだどこかで元気に仕事して、会ったら特製の芋まんじゅうを作ってくれそうな気がしてなりません。そんなおばあちゃんは、明るい人です。いつも笑顔でいる顔が記憶にあります。偶に冗談を言って笑わせてくれたり、得意な歌を歌ってくれます。

おばあちゃんは優しい人です。ダメな事はダメと叱ってくれます。お座敷で遊んで鬼ごっこをして、よく怒られていました。誰よりも成長を見守ってくれていて、小学生のころから、「また背が伸びたね。ばあちゃんば追い越すごたる」と背比べをばあちゃんとしていました。いつの間にか私は、「ばあちゃんが見上げやんぐらいふとかねー」（背が高いという意味）と言われるくらい成長していました。

おばあちゃんはお喋りやオシャレやカラオケやお花や、旅行が大好きで、沢山の「好き」を持っています。いつも私達にその「好き」を共有してくれて、私達を楽しませてくれました。

おばあちゃんは病院から帰ってきて車いすで外に出た時も、その「好き」を楽しんでいました。オシャレをして、お庭に植えてあるお花の名前を教えてくれて、それを摘んで家の中に戻ります。お風呂の入浴を手伝った時は、歌を沢山歌ってくれました。何の歌かは分からないけど、「私の大事な旦那様～」というフレーズがおもしろくて、皆で笑っていました。

おばあちゃんは私がお母さんに叱られているのを見ると泣いてしまいます。叱られている私を見ると悲しくなるそうです。と言いつつ、おばあちゃんは普通に私を怒るのでそんな時も皆で「何でだー」と笑っていました。毎年親せきで集まって紅白歌合戦を見て、笑って過ごしていました。おばあちゃんがお布団を敷いてくれて、いとこ達皆でどこの布団に寝るか決めます。いつもそこにお爺ちゃんやおばあちゃんが乱入してきて皆ではしゃいでいました。

二〇二〇年のクリスマスイブの日、明日はサンタさんが来て、五日経てばお正月でワクワクしていた日、用事があり久留米にいて、帰りにお父さんにスターバックスでホットミルクを買ってもらっていました。甘いホワイトチョコ入りです。そんな時、お母さんから「おばあちゃんがもうすぐ亡くなりそう」と電話をかけてきました。

霧が濃くて前があまり見えませんでした。おばあちゃんの家に着いた時、おばあちゃんはもう息を引き取っていました。突然肺がんになって自宅療養や入院を繰り返していたおばあちゃんは、いつも動くベッドで寝ていました。机の上にはお茶や甘栗やお父さんがあげたスノーボールがありました。小さいころから見守ってくれていたおばあちゃんの一部がおばあちゃんの寝ていたベッドには沢山残っていて、亡くなったなんて信じられませんでした。

お通夜もお葬式も火葬も終えて、一周忌も初盆も迎えたのに、全く亡くなったとは思えませんでした。おばあちゃんの死は、確実に家族に影響を与えました。悲しみも、気づきも、思い出も、亡くなった後もおばあちゃんは沢山の物を与え続けてくれていると思います。だから、私も大きくなった時、沢山素敵な大人の姿を自慢できる様に、沢山頑張って幸せになろうと思います。

ちっごばあちゃん、今までありがとう。これからも宜しくお願いします。

（藤吉昭代の孫　当時十四歳）

メディカルヴィレッジと
みどりの杜病院

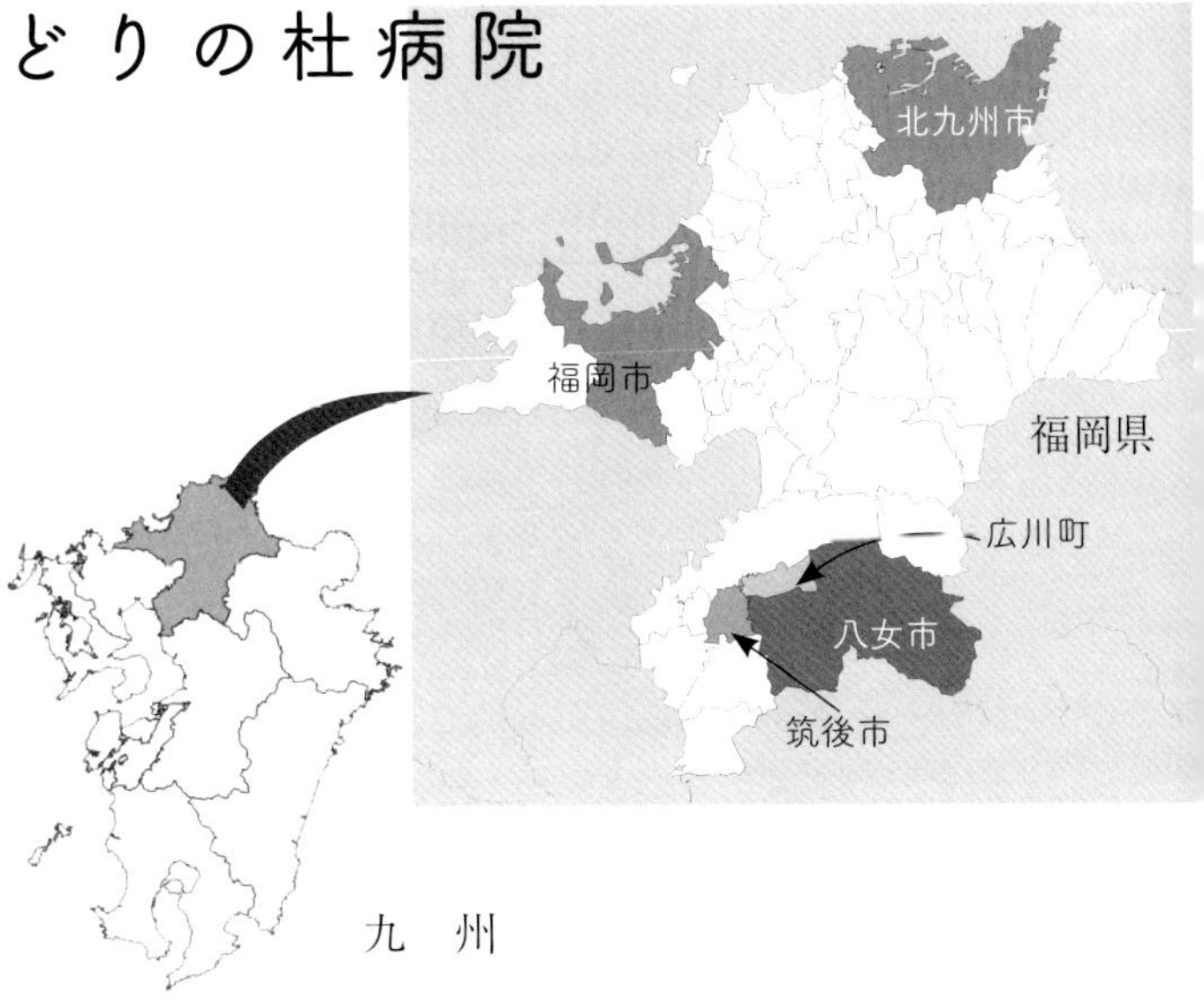

メディカルヴィレッジの全容

二つの市と一つの町

私たちがメディカルヴィレッジを創ろうとしている地域は、八女筑後圏域で、福岡県の南部に位置する八女市と筑後市、久留米市と八女市の間にはさまれた八女郡広川町が対象です。

八女筑後圏域の人口は令和五年の各市のホームページによると十三万人弱、密度は約二二八人／㎢、なかでも八女市は人口密度が低く、八女市とほぼ同じ面積の北九州市に比べるとその差が歴然とします。

それは八女市の地形（図２）によるもので、この地域を特徴づけていま

表１　八女筑後圏域と福岡市、北九州市の面積と人口密度

市	面　積	人　口	人口密度
八女市	482.44㎢	60,092 人	約 125 人／㎢
筑後市	41.78㎢	49,331 人	約 1,180 人／㎢
広川町	37.91㎢	19,215 人	約 506 人／㎢
福岡市	343.47㎢	1,644,733 人	約 4,789 人／㎢
北九州市	491.95㎢	915,416 人	約 1,861 人／㎢

各市、町のホームページより（令和５年）

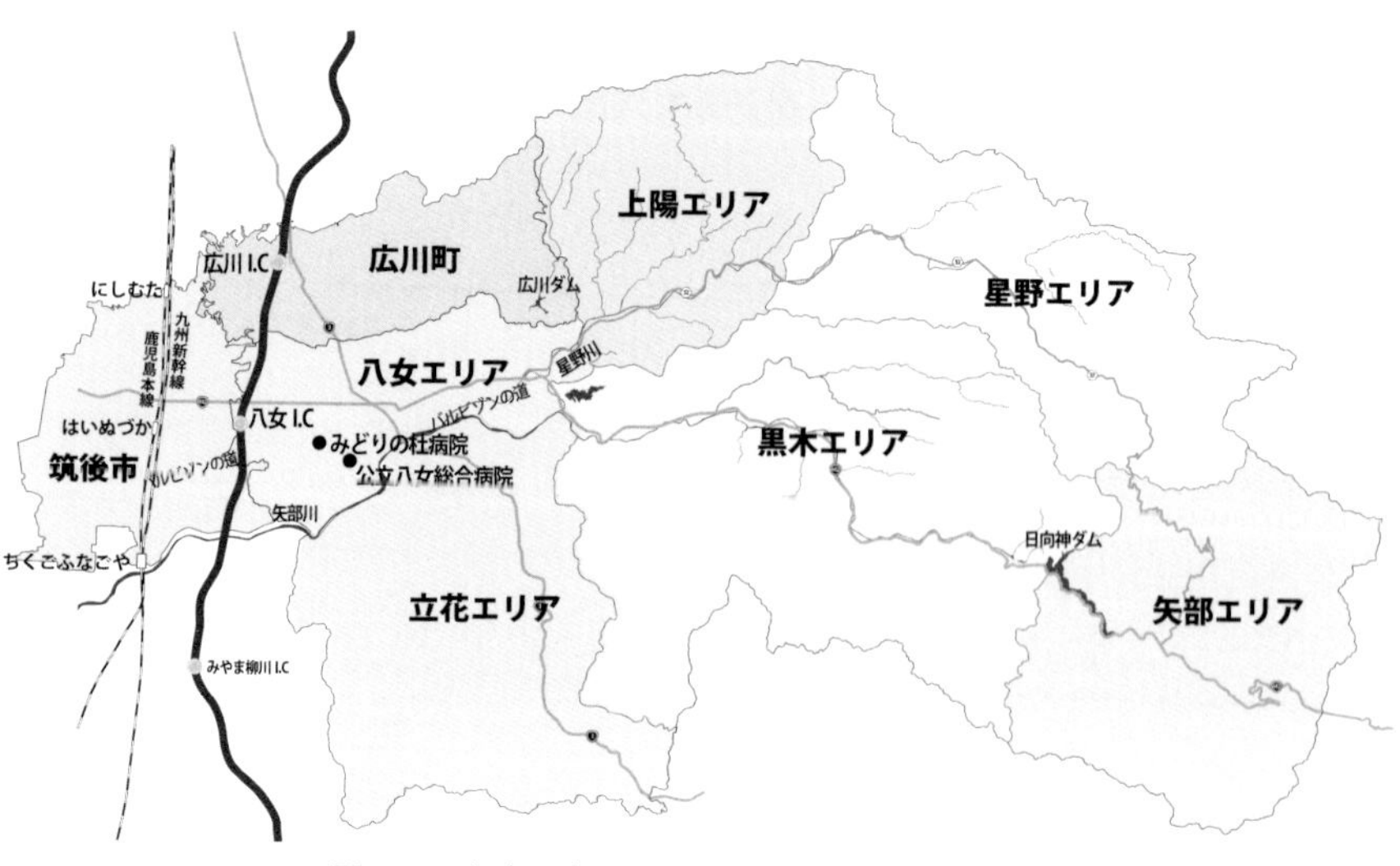

図１　八女市の各エリアと筑後市、広川町の略図

す。簡単に八女市、筑後市、広川町をご紹介します。

八女市

みどりの杜病院がある八女市は、東は大分県、南は熊本県と接しており、北側は八女郡広川町を挟んで福岡県の中核市・久留米市、西側は筑後市に接しています。平成の大合併により五つの町村が編入合併し、県内で北九州市に次いで二番目に広い市域になりました。その六五％を山間部が占め、耕地と宅地を合わせても全体の一七％と平野部は少なく、その平野部の真ん中あたりにみどりの杜病院は位置しています。

病院は麦畑など耕作地に囲まれた長閑な環境にありますが、八女インターチェンジから車で五分、高速を使えば福岡市内から約一時間と交通の便がいいところです。病院の前を東西に走る道路は「バルビゾンの道」という名前がついています。これは久留米に生まれた洋画家・坂本繁二郎がパリ留学から帰国し、矢部川の支流・花宗川沿いに広がる風景が画家ミレーが「落ち穂拾い」や「種蒔く人」などの題材で好んで描いたフランスのバルビゾン地方に似ているとし、この地を愛しアトリエを開いたこ

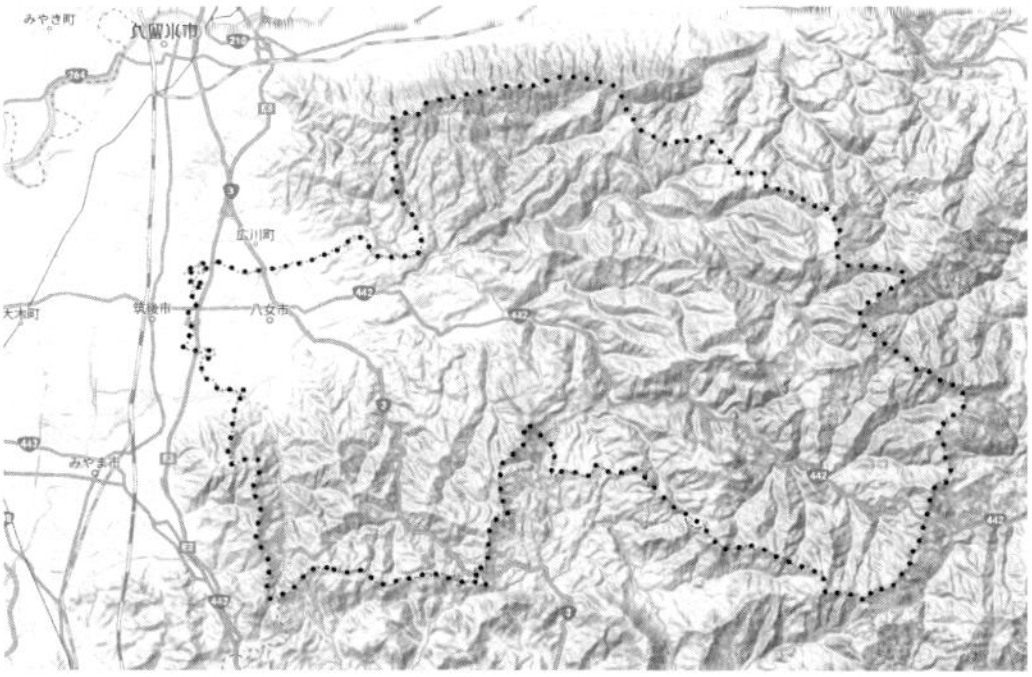

図２　八女市域を示す立体地形図（点線内が八女市）

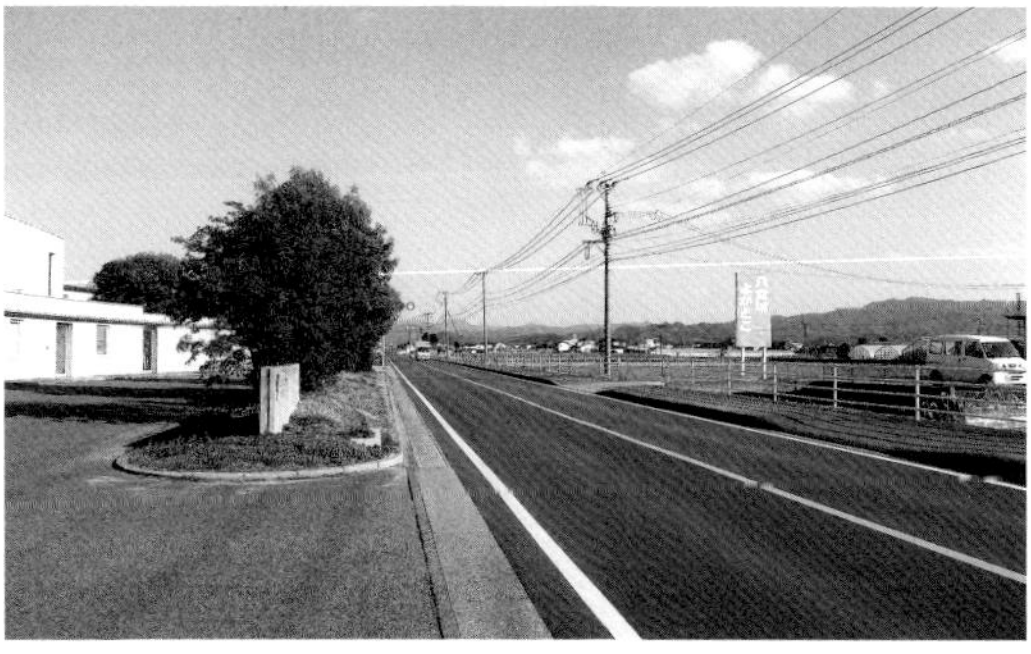
病院の前を走るバルビゾンの道

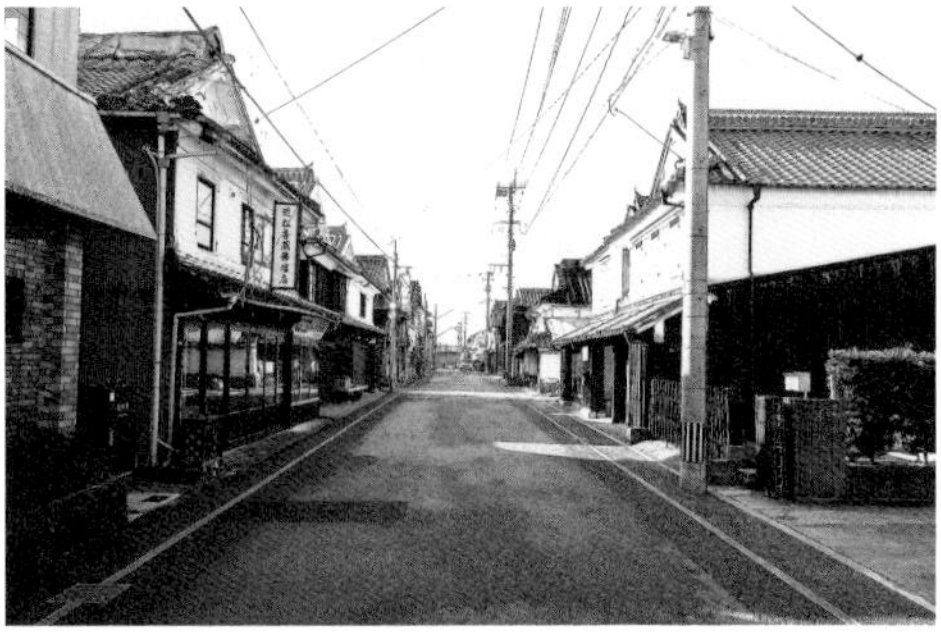
八女福島の旧往還道に面して並ぶ白壁造りの町家

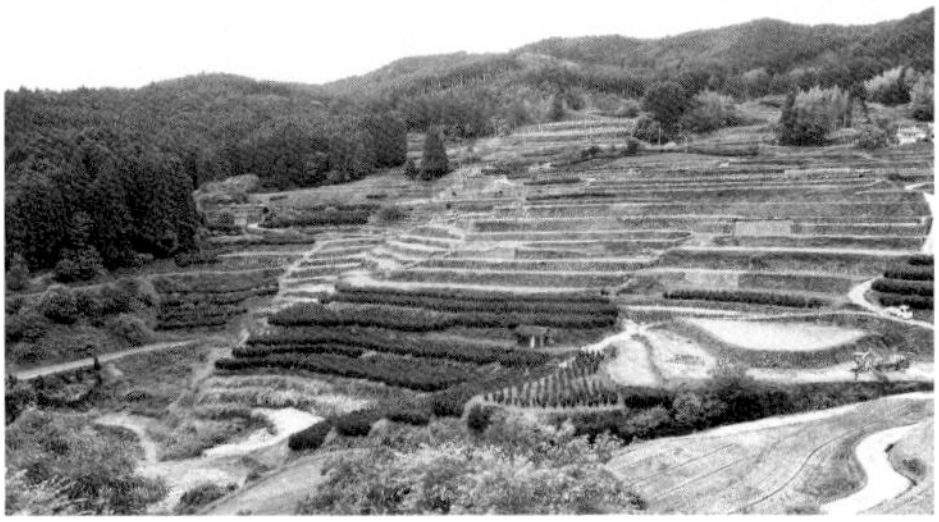
星野村鹿里（ろくり）地区の棚田

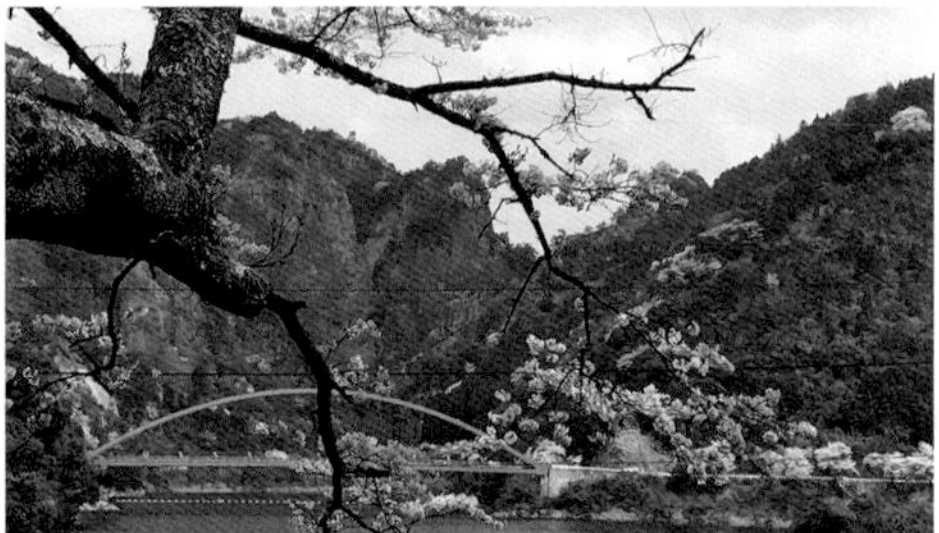
奇岩が人気の矢部村の日向神渓谷

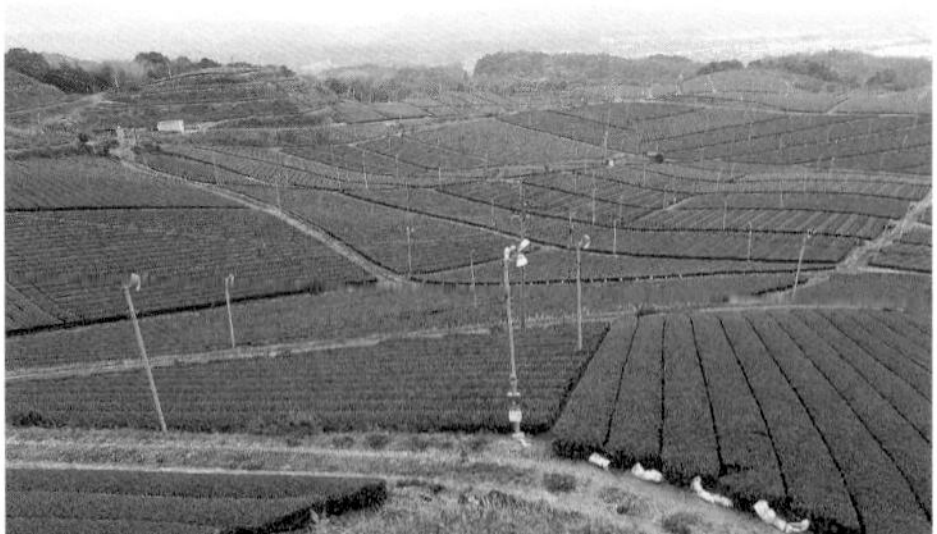
八女を代表する茶畑

とからついた名称です。道に並行して流れる花宗川のそばにアトリエ跡があります。

バルビゾンの道は旧国鉄矢部線の廃線跡で筑後市から旧山内駅跡（旧八女市）まで続きます。

この道を東に車で五分も走ると、八女の中心の市街地・八女福島があります。ここは国選定重要伝統的建造物群保存地区とされ、「八女福島の町家は土蔵造りが多く、商家的な色彩と職人の工房的な色彩を併せ持った、江戸、明治、大正、昭和初期の伝統様式の一五〇軒ほどの建物が旧往還道沿いに連なっています」（ホームページ「八女観光」より）。

八女福島は、柳川の掘割整備や矢部川の護岸整備など水運を拓く一方、陸路の整備にも力をいれ柳川と久留米を結ぶ田中街道をつくるなど近代的なまちづくりをした柳川城主・田中吉政（一五四八—一六〇九）が柳川と八女福島・黒木を結ぶ街道を整備した折に交通の要衝となり、物資の集散地として発展してきた歴史あるまちです。

八女福島を過ぎ東に進むと旧山内駅の辺りから県道五二号線につながり奥八女と呼ばれる上陽町、星野村へとつづきます。また、バルビゾンの道と並行して走る国道四四二号線はここで交差し奥八女の黒木町、矢部村へと入っていきます。

八女市は合併前は旧八女市と上陽町、黒木町、立花町、星野村、矢部村に分かれていましたが、地形から見ると大きく二つの谷筋にこれらの町村があります。すなわち星野川沿いに上陽町、星野村が、矢部川沿いに黒木町、矢部村、そして矢部川にそそぐ辺春川と白木川に沿って立花町の集落があり、そのほとんどが山間地帯です。

蛍が舞い、鮎釣りが楽しめる星野川の清流やヤマメ釣りのスポットでハート岩と呼ばれる奇岩が人気の日向神《ひゅうがみ》ダム、矢部川河畔の千間《せんげん》土居《どい》公園のクスの大木並木、八女を代表する八女茶の広々とした茶畑、狭い耕地に米をつくる石積みの棚田、空気が澄み光源が少ないために満天の星が見える星の文化館など各エリアには、自然の恵みを堪能できる場所が随所にあります。

また、山間部に点在する集落には、山奥深く逃れた平家の落人が隠れ住んだという跡や南北朝時代、南朝方で戦った征西将軍宮・懐

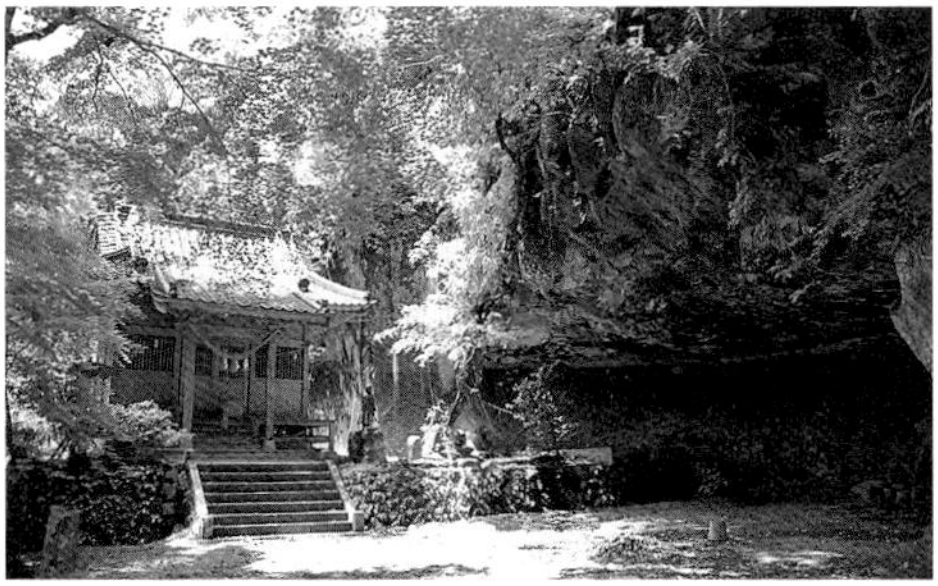
「八女」の地名となった八女津媛神を祀る八女津媛神社。神ノ窟の集落にある大きな洞窟の下に鎮座している。養老 3 年（719）創建とされる

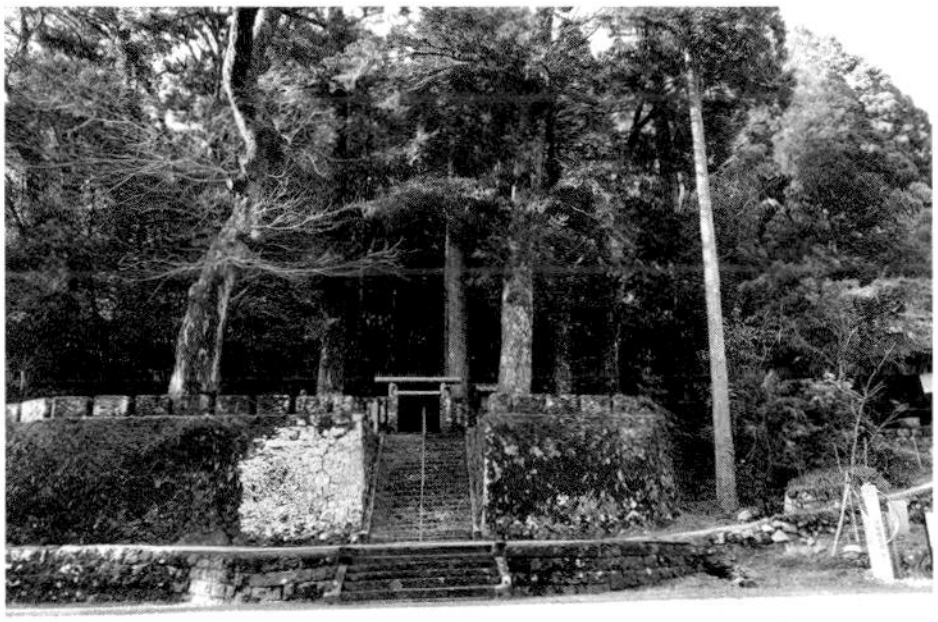
良成親王御陵

良親王やその甥、後征西将軍宮・良成親王のゆかりの地、また、大和朝廷に敢然と立ち向かった筑紫君磐井の墓、古くは『日本書紀』にその名が載るまた「八女」の語源となった八女《やめ》津《つ》媛《ひめ》神社など歴史の痕跡を色濃く残す土地柄で、それぞれが属す六つのエリアを特徴づけています。

全国の地方都市の課題として高齢化にともなう山里の過疎の村、限界集落などが言われていますが、豊かな風土に対する誇りと愛着がこの地に住む人々を支えています。

筑後市

筑後市は筑後川から南に広がる筑後平野のほぼ真ん中に位置し、八女市の西に隣接し、北は久留米市、南はみやま市、西は大木町に接しています。「地形は、ほぼ平坦で、南部を矢部川が流れています。肥沃な土壌に恵まれており、南西部地域には、クリーク地帯が広がっています」（筑後市ホームページ）。市域にはJR鹿児島本線が南北を縦断し、西牟田、羽犬塚、筑後船小屋と三つの駅があり、近くには八女インターチェンジもあり交通の便が抜群によいところです。なかでも筑後船小屋は九州新幹線の停車駅となり、以前は無人駅でひなびた温泉郷だったまちは大きく変化し、ホークスベースボールパークの誘致などで活況を呈しています。

農業が盛んですが、近年は交通の便のよさ（新幹線を使えば博多駅、熊本駅まで、どちらも二十四分など）から福岡や久留米、熊本のベッドタウンとしての性格も強くなり、近年、世帯数が増えています。

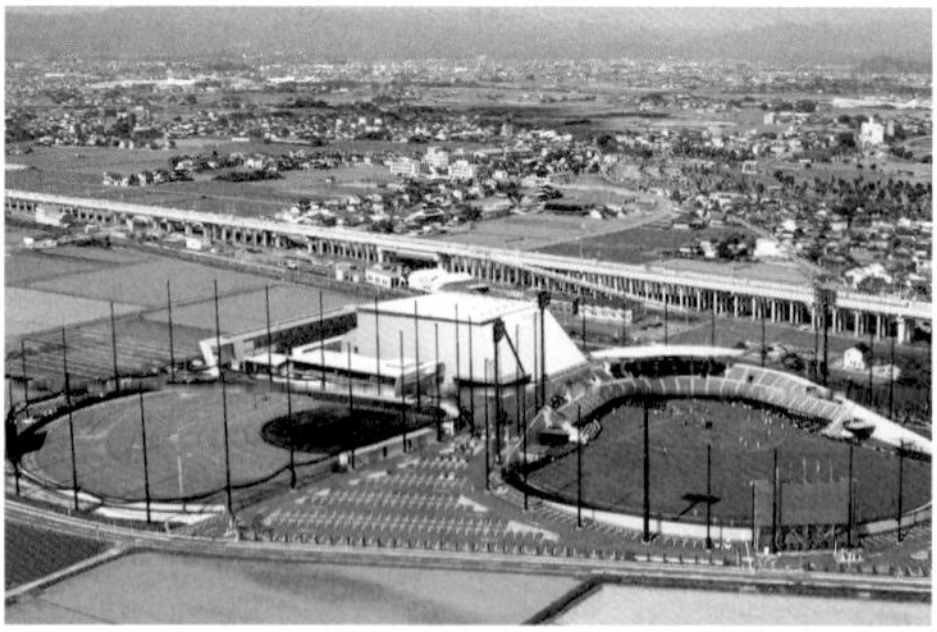

2016年、筑後広域公園内にできたHAWKSベースボールパーク

八女郡広川町

福岡県の南西部に位置し、八女市と久留米市の間にある人口二万人弱の小さな町です。町内に九州自動車道と国道三号線が南北に走り、広川インターチェンジがあるなど交通の便に恵まれています。筑後川水系「広川」の恩恵を受け、果物や電照菊やガーベラ等の花、そして八女茶などを主とした農業が盛んな町です。さらに、広川町の産業を特徴づけている国指定伝統工芸品の久留米絣の工房が三十軒も残る久留米絣最大の生産地でもあります。

八女筑後医療圏

日本医師会が公開している「地域医療情報システム」というサイトがあります。それによると、八女筑後医療圏の二〇二〇年から二〇四五年まで五年おきの将来推計人口とその構成割合がグラフで示されています（図3）。

これによると、二〇二〇年現在、六十五歳以上の高齢者が人口の三三・六%、あくまで推計ですが二〇二五年には三四・四%、二〇三〇年には三五・五%、二〇四五年になると三九・二%が予測されています。図4の医療介護需要予測をみると、全国では医療の需要は二〇三〇年をピークにそれ以降ほぼ同じ高さを示し、介護需要は

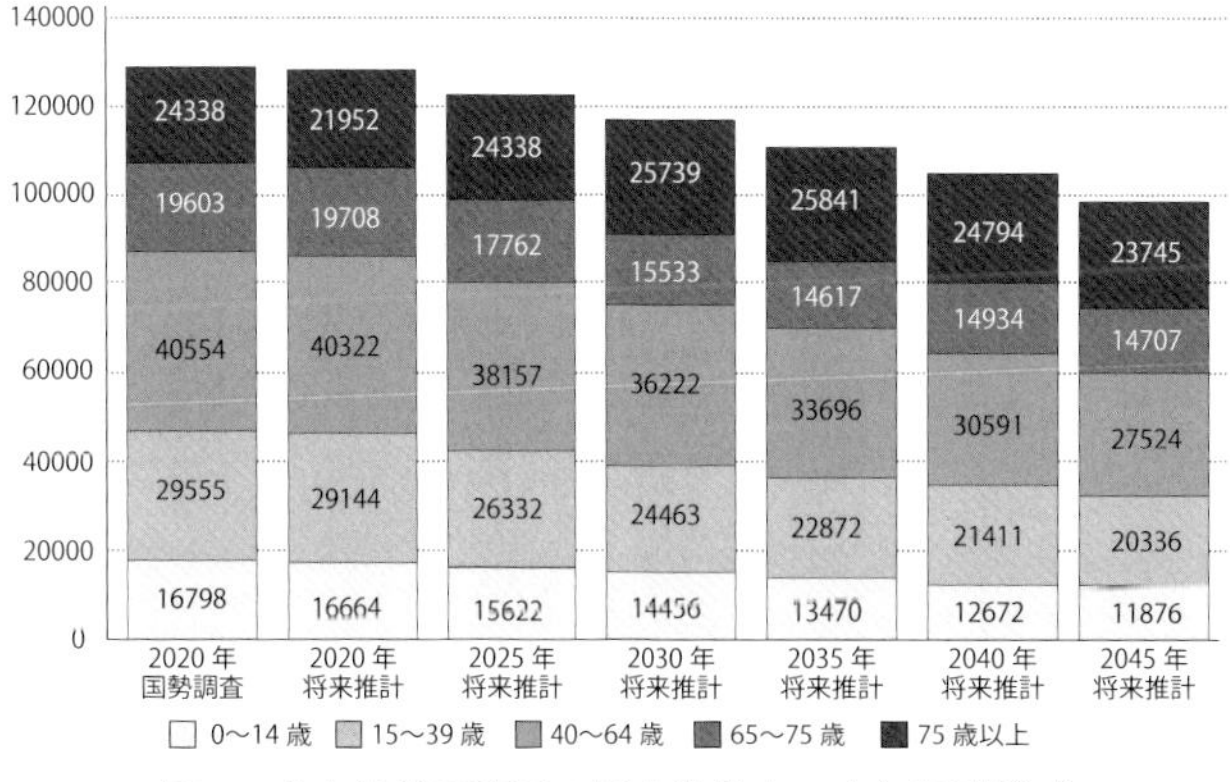

図 3. 八女筑後医療圏の将来推計人口と年齢別構成

緩やかに減っていくことに対して、八女筑後医療圏では、医療の需要は全国より少し早い二〇二五年をピークに減っていき、介護需要は二〇三五年をピークに大きく下がっています。

これらを支えていく医療、介護の施設数は現在、左（表2・3）のようになっています。

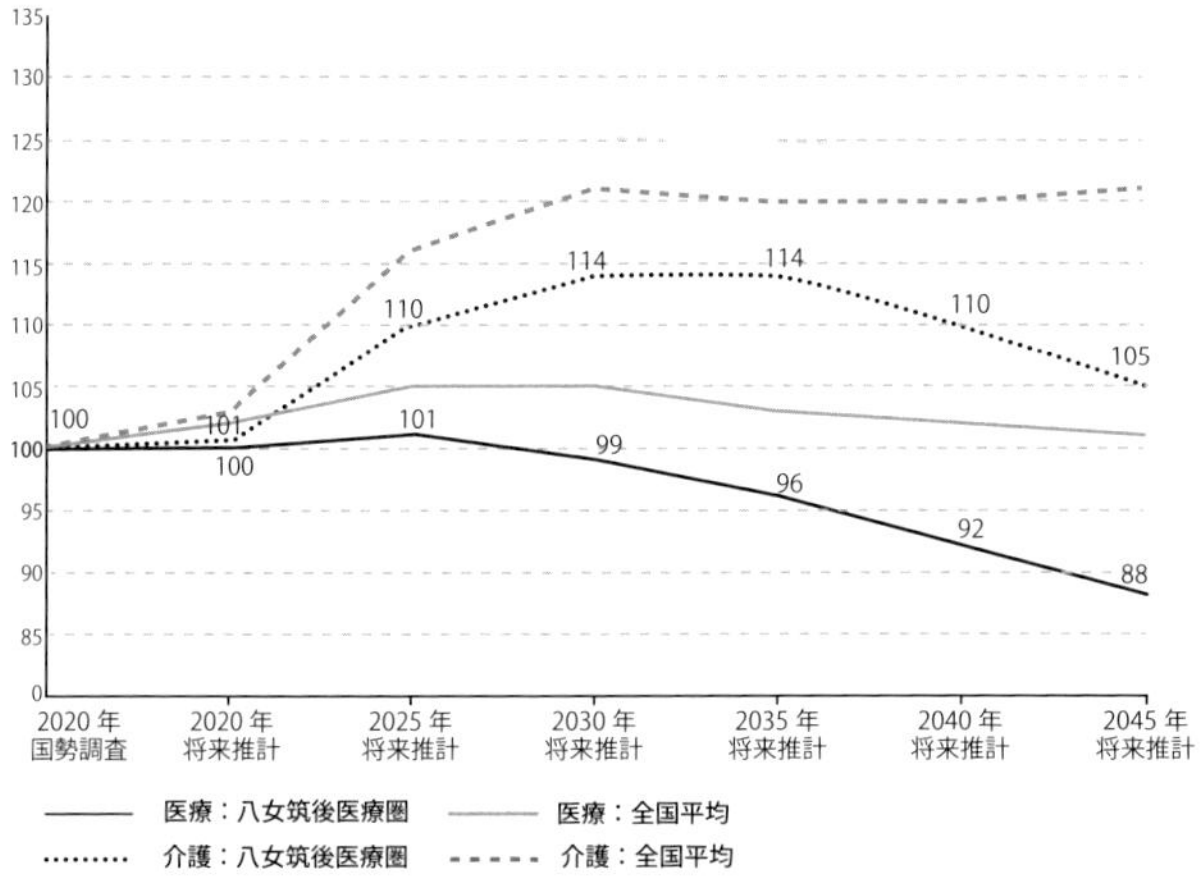

図 4. 八女筑後医療圏の医療介護需要予測

表 2 ［地域医療資源］八女筑後医療圏の種類別施設数			
	施設数	人口 10 万人あたりの施設数	
診療科目による分類	八女・筑後医療圏	八女・筑後医療圏	全国平均
一般診療所合計	101	78.05	69.98
病　院	14	10.82	6.46
歯　科	75	57.96	53.38
薬　局	78	60.28	48.30
在宅療養後方支援病院合計	2	1.55	0.38
訪問歯科合計	4	3.09	6.89
訪問薬局合計	17	13.14	18.20

表 3 ［地域介護資源］八女筑後医療圏の種類別施設数			
	施設数	人口 10 万人あたりの施設数	
	八女・筑後医療圏	八女・筑後医療圏	全国平均
介護施設数合計	246	11.30	11.31
訪問型介護施設数	62	2.85	3.09
通所型介護施設数	76	3.49	3.05
入所型介護施設数	64	2.94	2.01
特定施設数	3	0.14	0.30
居宅介護支援事業所数	35	1.61	2.12
福祉用具事業所数	6	0.28	0.74

出典：JMAP 地域医療情報システム　日本医師会

みどりの杜病院の仕事

みどりの杜病院の紹介

みどりの杜病院は二〇一一年に、公立八女総合病院から二キロ離れた所に三十床を移設して開院しました。病院全体がホスピスという、全国でも数少ない完全独立型のホスピスです。また、二〇一五年に在宅医療推進室が設置されたことで、それまでの病院内の緩和ケアだけでなく、訪問診療による在宅緩和ケアにも取り組むことができるようになりました。

長閑《のどか》な田園地帯の真ん中にあり、そのユニークな外見からは、美術館やホテルと間違われそうな建物です。広い敷地内には駐車場が整備され、庭には遺族会（みどりの会）で植樹した記念樹も混じえて、みどりの杜の名にふさわしく種々の樹々が生い茂っています。

病棟は平屋で、ラウンジを挟んで二つに分かれています。各個室には掃き出し窓がついているので、そこから庭に出られます。この窓があるお陰で、コロナ禍でも窓越しでの面会を行うことができました。

病院が道路に面しているにもかかわらず、建物の構造から院内には静かな空間が広がっています。全体に木がふんだんに使われており、個室が並ぶ廊下は幅広く緩やかな弧を描き、天窓から自然光が柔らかく差し込んでいます。また、院内には温泉をはじめリラクルーム（アロマや洗髪の部屋）やシアタールーム（カラオケやビデオ視聴の部屋）など家族でくつろげる部屋もあります。

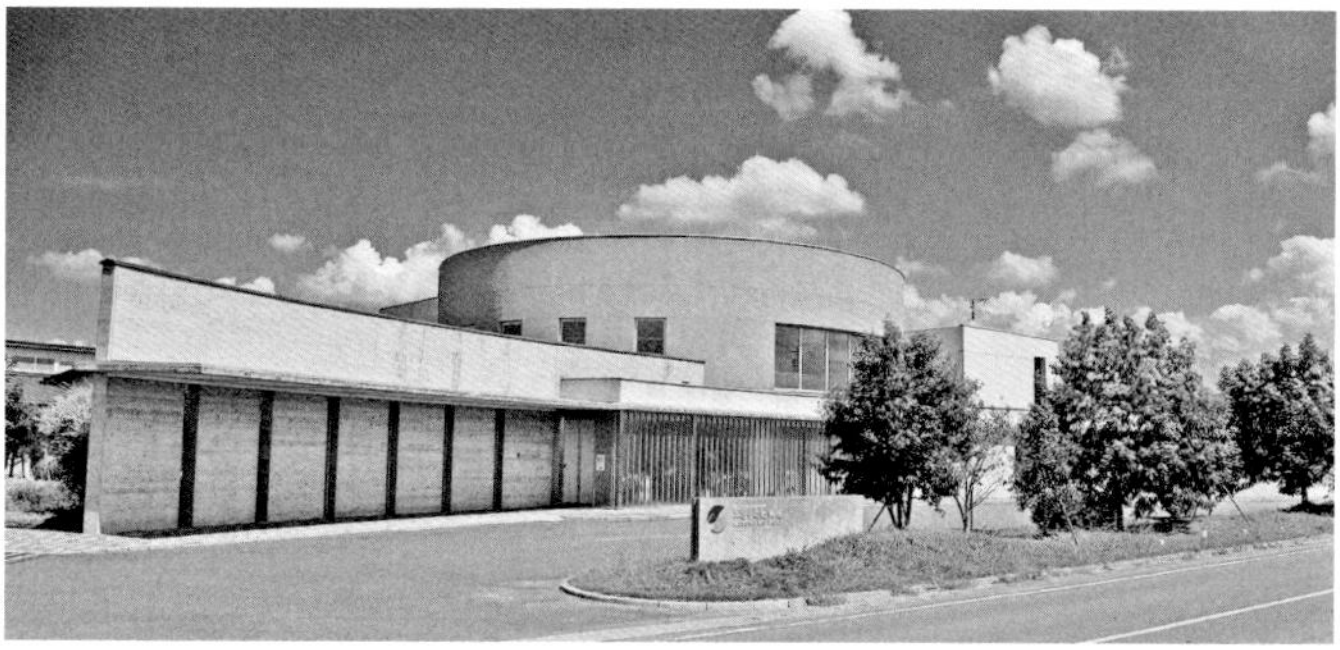

みどりの杜病院の正面玄関と車寄せ

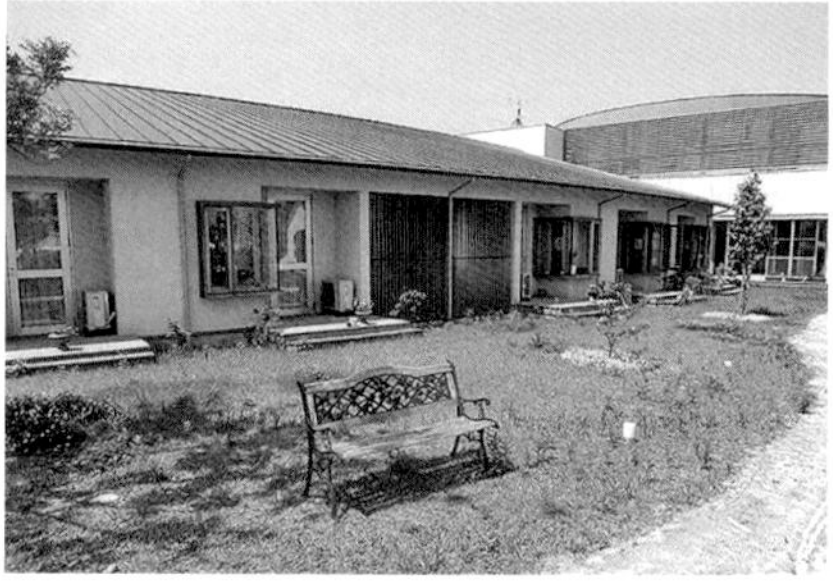

中　庭

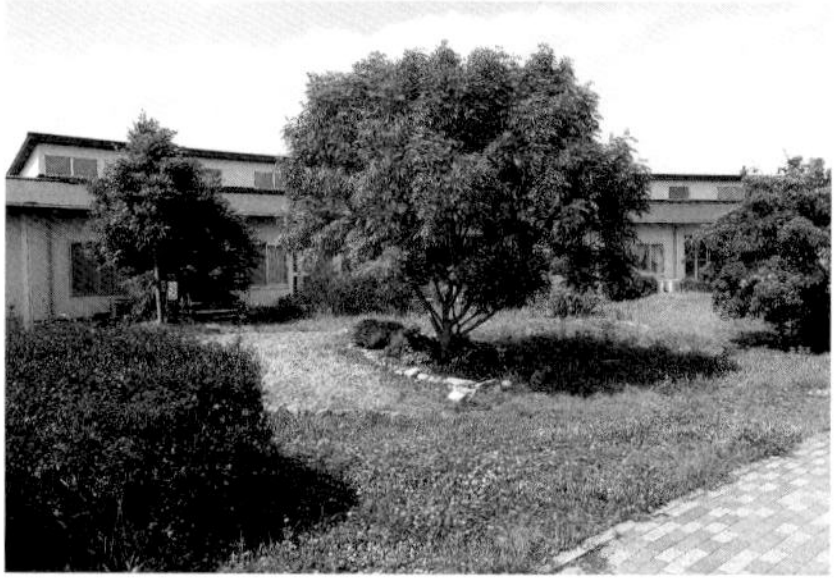

庭の木々

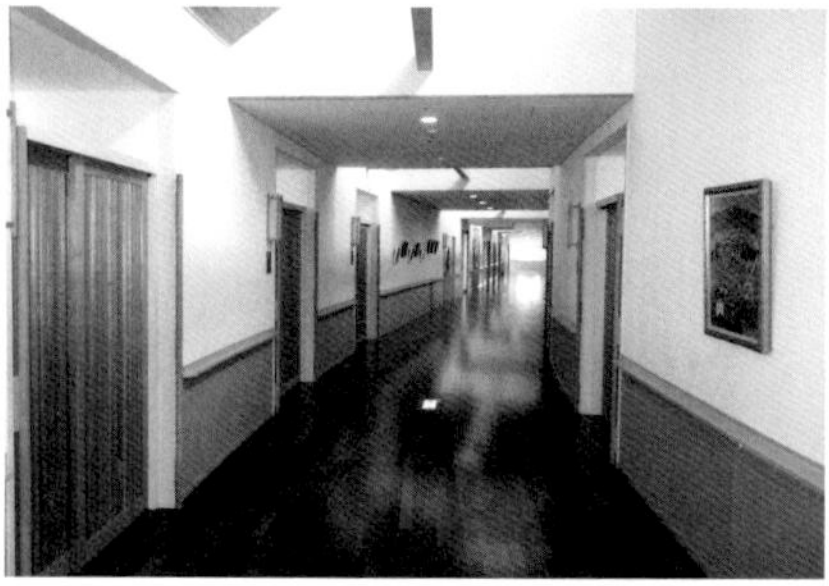

広い廊下をはさんで個室が並ぶ

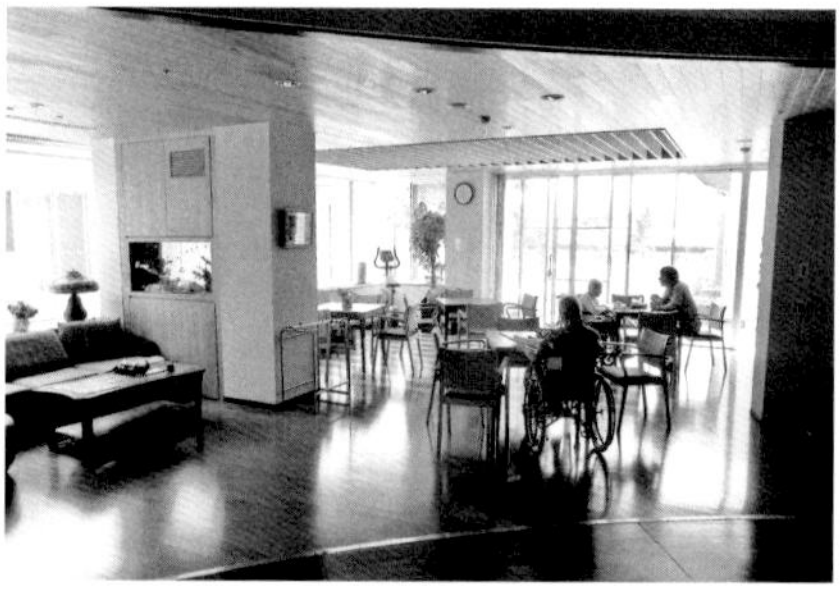

ラウンジ

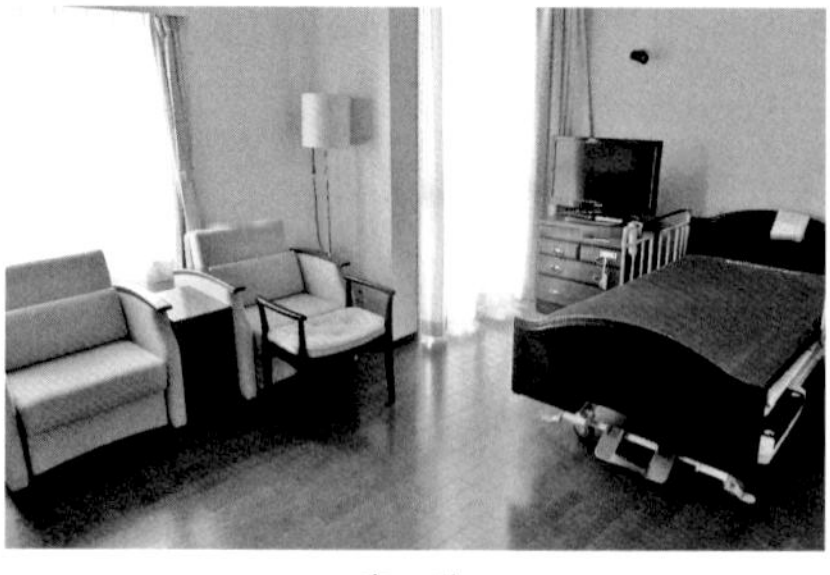

病　室

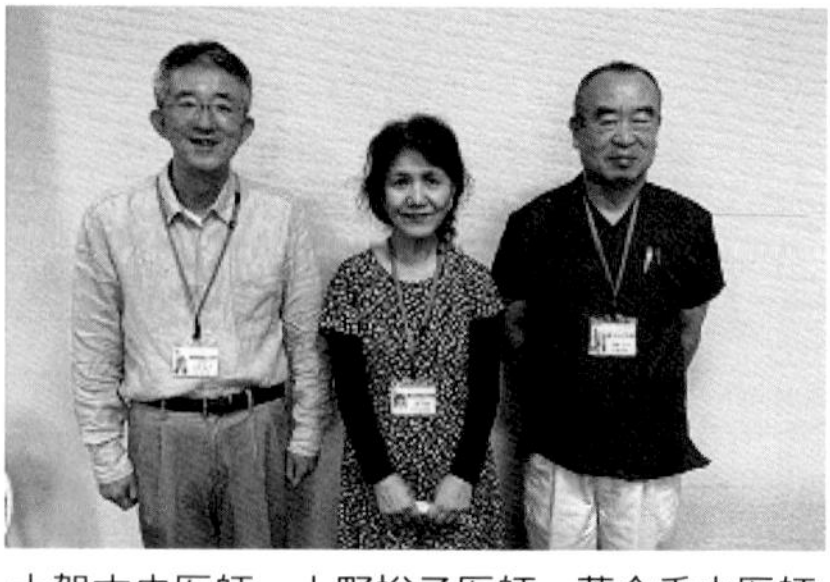

大賀丈史医師、上野裕子医師、落合秀夫医師

一部の地域の人からは「あの病院に入ったら生きて出られん。あそこは死に場所よ」と言われることもありますが、ここで体調を整えて在宅療養に戻る方もおられます。

病棟は医師が三人。うち二人は福岡市内から通い、一人は地元で宿舎に住んでいます。看護師は二十五人、たくさんのボランティアさんが病院の内外で活動し、入院生活を支えています。

二〇二二年度は入院が一九六人。退院が二〇一人で、そのうち看取りをした方が一七八人でした。

福岡県には二〇二三年七月の時点で、三十八の緩和ケア病棟がありますが、これは東京都よりも多く、日本で一番緩和ケア病棟の多い県です。図5のように福岡市近郊や北九州市近郊に多くあり、南は久留米地域に点在しています。

福岡県では、年間約一万六〇〇〇人のがん死があり、緩和ケア病棟での看取りは約五〇〇〇人、つまりがん死の約三割は緩和ケア病棟での看取りと推定されます。

切れ目のない緩和ケア

緩和ケアは、がんと診断がついた時から始めるケアです。身体ばかりではなく、精神的、社会的、さらには実存的痛み（例えば、自己肯定感の喪失など）などを含む不安や苦痛に対するケアで全人的ケアと言われます。

緩和ケアは緩和ケア病棟やホスピスだけではなく、外来通院

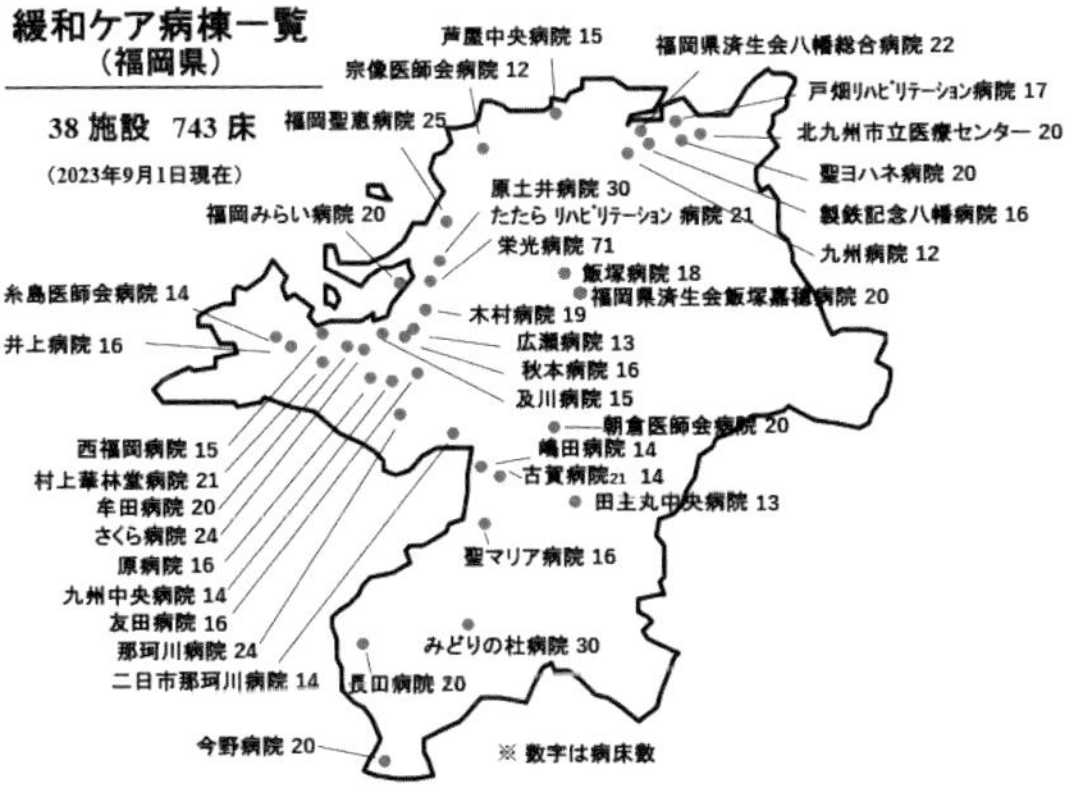
緩和ケア病棟一覧
（福岡県）
38 施設　743 床
（2023年9月1日現在）
芦屋中央病院 15
宗像医師会病院 12
福岡県済生会八幡総合病院 22
戸畑リハビリテーション病院 17
福岡聖恵病院 25
北九州市立医療センター 20
聖ヨハネ病院 20
原土井病院 30
たたら リハビリテーション 病院 21
製鉄記念八幡病院 16
福岡みらい病院 20
九州病院 12
栄光病院 71
飯塚病院 18
福岡県済生会飯塚嘉穂病院 20
糸島医師会病院 14
木村病院 19
井上病院 16
広瀬病院 13
秋本病院 16
及川病院 15
朝倉医師会病院 20
西福岡病院 15
嶋田病院 14
村上華林堂病院 21
古賀病院21 14
牟田病院 20
田主丸中央病院 13
さくら病院 24
原病院 16
聖マリア病院 16
九州中央病院 14
友田病院 16
みどりの杜病院 30
那珂川病院 24
二日市那珂川病院 14
長田病院 20
今野病院 20
※ 数字は病床数

図５　福岡県の緩和ケア病棟

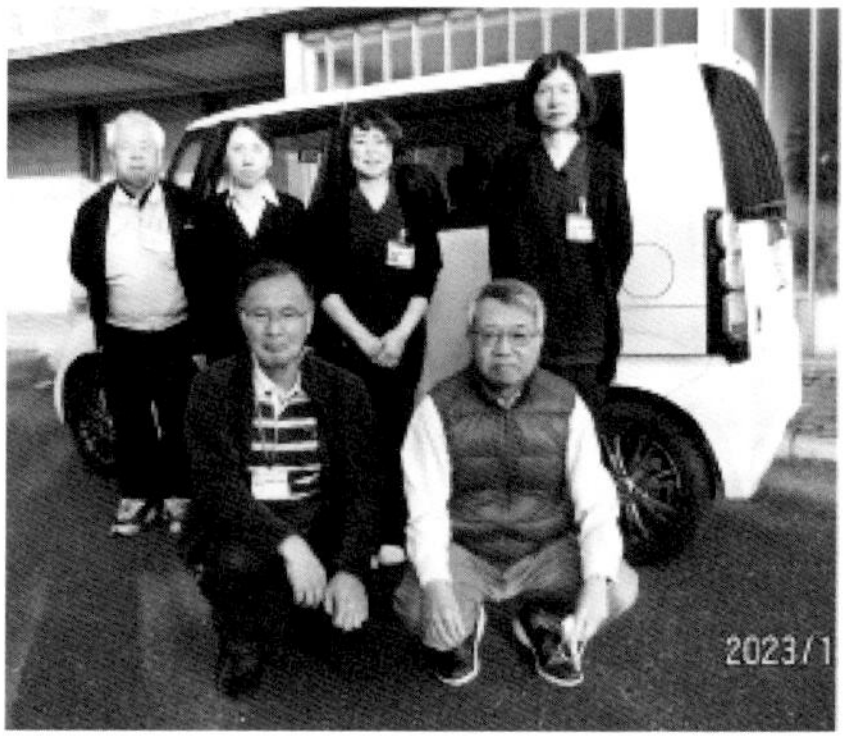

訪問診療のスタッフ。手前左から医師の原口勝と丸山寛、後ろ左から運転手の北原博文、事務の立石晴香、看護師の安部絵允香、國武さおり

でも受けることができます。公立八女総合病院などに緩和ケア外来が設置されているので相談してください。

　また、病気の進行にともない外来通院が難しくなった場合に、在宅（自宅または介護施設）で過ごしたいと希望すれば、訪問診療で緩和ケアを受けることができます。みどりの杜病院は地域の訪問看護ステーションやケアマネジャー、訪問ヘルパーや訪問リハビリと連携していますので、住み慣れた家、日常生活の中でスムーズに緩和ケアを受けることができます。一般の病院やホスピスに入院していても、在宅で過ごしたいと希望すれば、退院して在宅緩和ケアを受けることができます。

　さらに在宅で過ごすことが困難になれば、みどりの杜病院などのホスピスに入院することもできます。

　みどりの杜病院はこのように希望する療養の場所に応じて緩和ケアを提供し、病院と在宅の行き来ができる切れ目のない緩和ケアの実現を目指してきました。

　八女市は市域の大部分が山間部であるため、必然、訪問診療は山中の集落を訪ねることが多くなります。片道一時間かかるような場所も訪問診療の対象ですし、ときには大雨などの被害などで道路が寸断されるような訪問が困難な場所もありますが、みどりの杜病院は公立の病院ですから地域を選ぶことなく訪問しています。そこには、地元の訪問看護ステーションの大きな協力があります。

　コロナ禍では、面会が制限される病院をきらって在宅療養をする方が増え、訪問診療の対象は一・五倍に増えました。

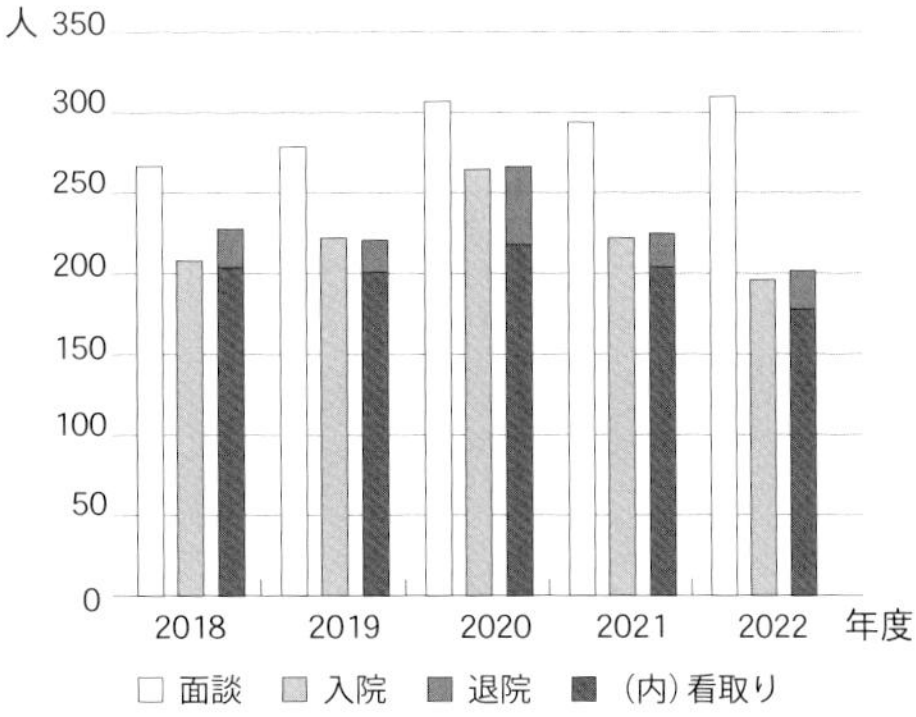

図６　緩和ケア病棟の年度別推移

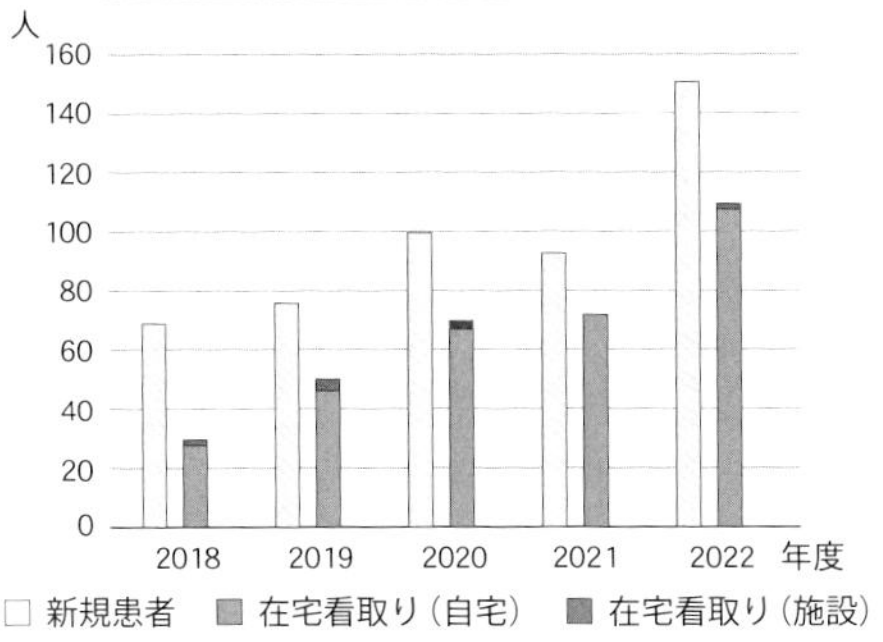

図７　在宅医療の年度別推移

訪問診療は、二〇二二年度の新規が一五三人で、在宅での看取りが一一一人、ほとんどの方が施設ではなく自宅での看取りです。

みどりの杜病院の取り組み

図6はみどりの杜病院の病棟の面談、入院、退院（その内の看取り）を表すグラフ、図7はみどりの杜病院の在宅医療の新規患者数と看取り（内、自宅と施設）を表すグラフで、最近五年のデータです。これをみると、コロナ禍にもかかわらず、病棟の患者数が大きく減ることがなかったことがわかります。

図7を見ると、二〇二二年度は、訪問診療の患者数が一・五倍に増えています。二〇二四年現在、在宅医療を担当するのは二人の医師で、二手に分かれて訪問しています。

これは、一般病院や緩和ケア病棟では面会制限があるために、家族が自由に付き添えるように在宅を希望する患者さんが増えたためであり、それに合わせて、原口勝医師、丸山寛医師の二人体制になり、積極的に在宅ケアに取り組んだ結果であると思います。在宅看取りには特養など入居施設も含まれますが、そのほとんどがご自宅での看取りです。

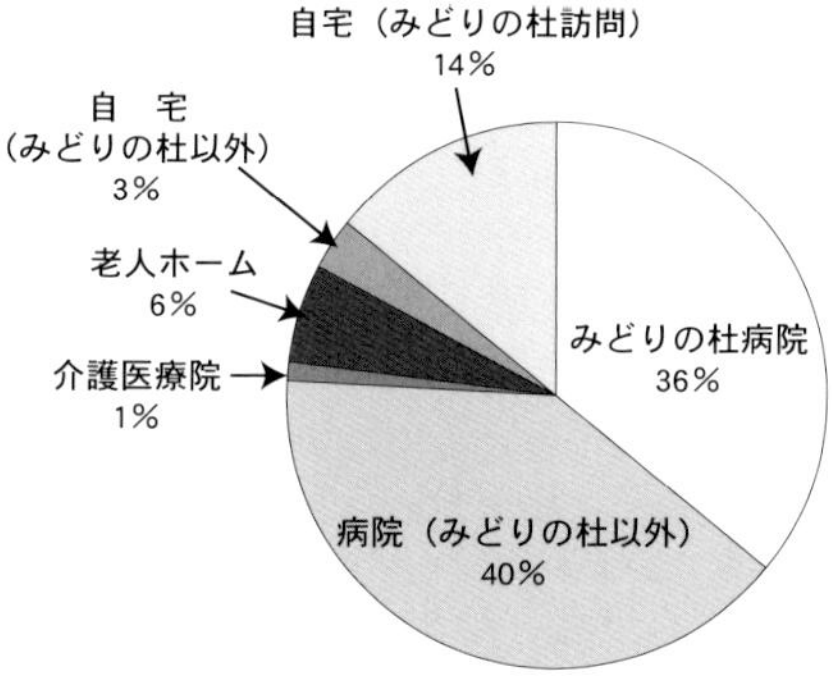

図8　八女筑後医療圏のがん死で、みどりの杜病院が占める割合（2021年1月1日～12月31日）

がん死	総数	病院	老人保健施設	老人ホーム	自宅	介護医療院
八女筑後医療圏	437	332	1	26	75	3
みどりの杜病院	221	157		1	63	

二〇二一年の八女筑後医療圏においてみどりの杜病院のがん死に占める割合を示すグラフが図8です。みどりの杜病院でのがん死の看取りは、病棟と在宅を合わせて二二一人（八女筑後医療圏の五一%）。そのうち病院での看取り一五七人（八女筑後医療圏の四七%）、自宅で六三人（八女筑後医療圏の八四%）となり、みどりの杜病院では、病棟と在宅を合わせると、八女筑後医療圏のがん死の半分を看取ったことになります。

二七ページの図9〜11は二〇二二年度（二〇二二年四月一日〜二三年三月三十一日）のみどりの杜病院の入退院などを示すデータです。

紹介元（図9）は公立八女総合病院と筑後市立病院、柳病院で五四%と半数以上になりますが、周辺の久留米大学病院や聖マリア病院から紹介される（一七%）患者さんも一定数あります。入院期間（図10）は一週間以内が二四%、一カ月以内までみると六七%と七割近くになります。一カ月から三カ月以内が二三%、三カ月以上が一割以上あります。

入院患者さんの住まい（図11）は筑後市が二〇%、旧八女市（二六%）を含む八女市全体では四七%となり、広川町が七%、医療圏以外では久留米市やみやま市、柳川市などが入っています。

図12、13は、同時期の訪問診療のデータです。

みどりの杜病院の診療実績　　2022 年度統計

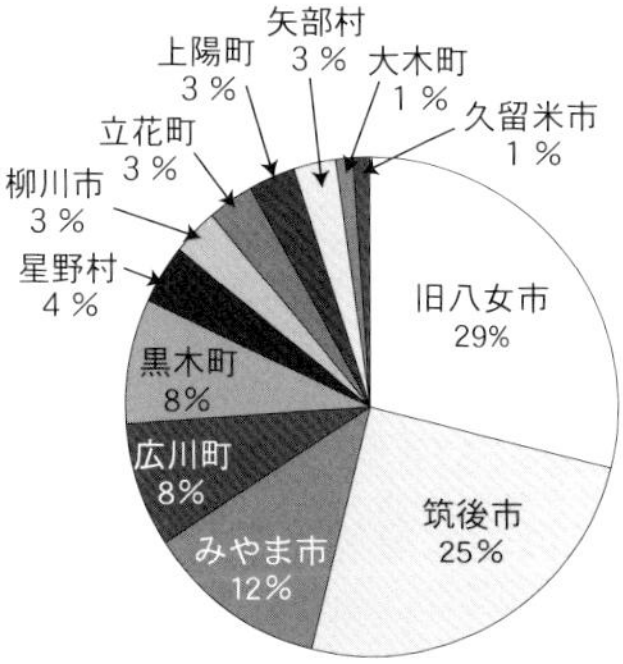

図 12　訪問診療先

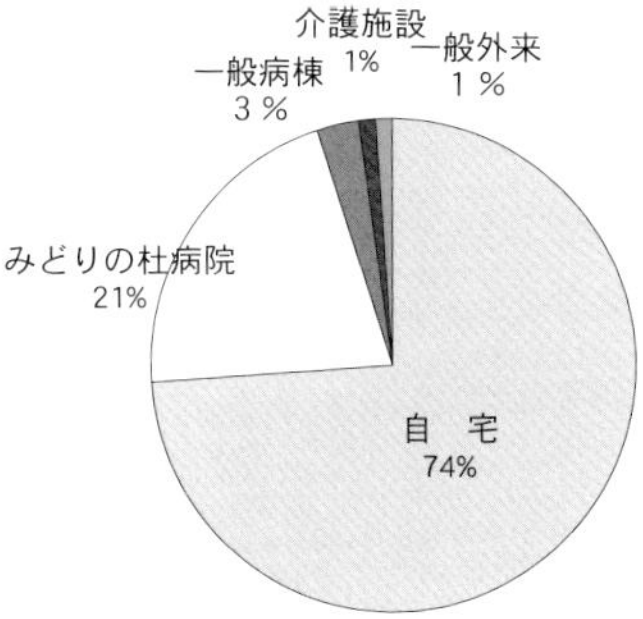

図 13　訪問診療を行った患者の看取りの場所

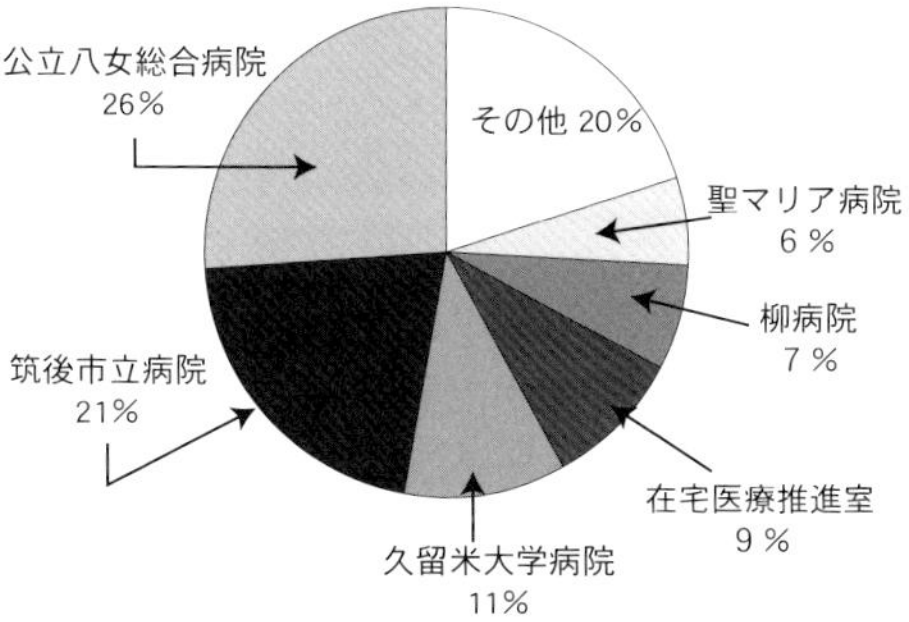

図 9　入院患者の紹介元

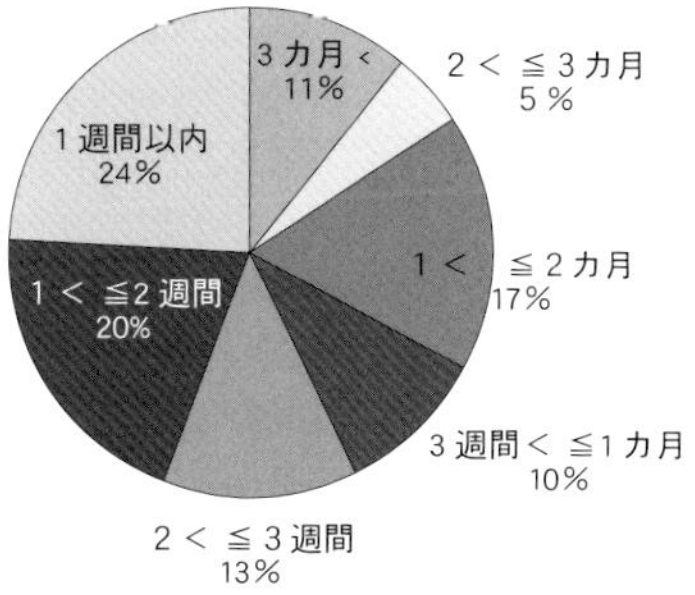

図 10　入院期間

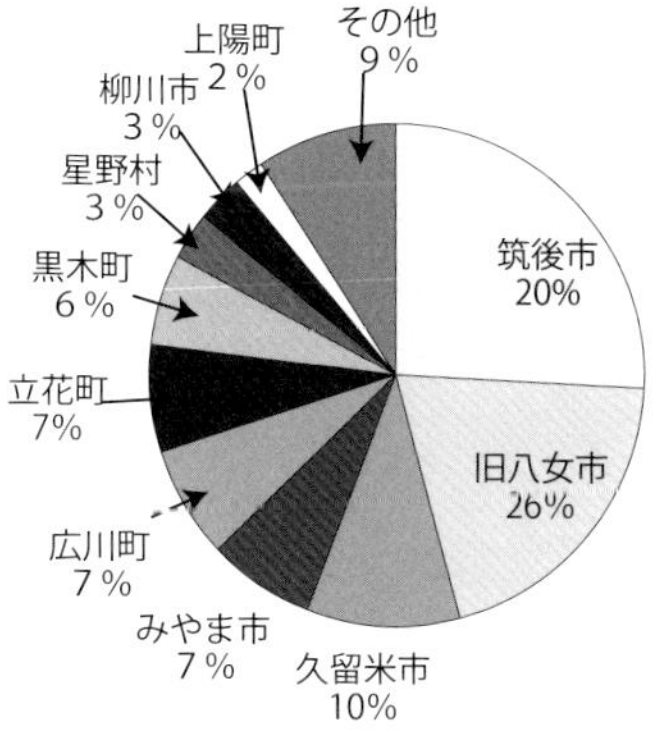

図 11　患者の住所

訪問診療先（図12）は、筑後市が二五％、広川町が八％、旧八女市（二九％）を含む八女市全体でちょうど五〇％、医療圏外ではみやま市が一二％、柳川市、久留米市、大木町などが五％あります。

訪問診療をしている患者さんの看取りの場所（図13）は、七四％が自宅、二一％がみどりの杜病院です。

こうした取り組みに対して病院機能評価機構からS評価が出たのは、私たちの大きな励みになりました。それはたくさんの患者さんを看ているという量的な評価だけでなく、質的にも認められたことからついた評価だと思います。

二〇二二年十二月　公益法人　日本医療機能評価機構

療養環境を整備している

【適切に取り組まれている点】


病院全体の静寂は保たれ、整理・整頓、清掃は行き届いており、病室、廊下のスペースも十分に確保されている。清潔なリネンが提供され、病室、廊下、トイレ、浴室の手摺りを適切に配置し、安全、感染防止の観点についても配慮されている。患者や家族使用の空間は一階フロアー完結で、三枝に分かれた構造になっており、病室と廊下の双方から、自然光を取り入れ、間接照明と合わさり、落ち着いた雰囲気と天候の変化や四季を感じられる構造になっている。

さらに、庭園では、樹木を始め、四季に合わせた花や野菜をボランティアが整え、病院の外周を散歩できるコースになっている。館内中央の家族とくつろげるデイルームには、ダイニングテーブルとソファーを備え、ファミリーキッチンは自由に使用し、家族の味を楽しむこともできる。絵画や造作品などの置物、壁や窓に竹細工や和紙を使用するなど、穏やかな空間が演出され、落ち着いた雰囲気となっている。自由に使用できるシアタールームやリラクゼーションルーム、図書室のほか、家族が宿泊可能な家族室を二室設け患者の希望に沿って対応している。細部まで、患者の安寧につながる療養環境を整備し、高く評価できる。

必要な患者に継続した診療・ケアを実施している

【適切に取り組まれている点】

退院後に利用を予測される患者が受けるサービス関係機関とは、患者の希望に沿って、相談員が医師や看護師と協力しながら、入院早期から情報提供などの連携を図り、不足・不備のないよう準備を行っている。退院後の継続した療養ケアに必要な情報は、サマリー提供を行い、切れ目のない医療の提供に努めている。

退院患者の多くが、在宅生活、在宅看取りを希望するケースも多く、八女地区山間部で一時間を要するエリアを含めた訪問診療を実施している。二〇二〇年度の訪問診療は七三一件、緊急往診は一七一件、在宅看取りは七一件の実績であり、二〇二一年度においても増加傾向である。

深い山間部の地域に、いつでもどこでも緩和ケアを届け、在宅、ホスピス、病院をつなぐ十年の軌跡という実践も確認できた。病院の方針である「地域に開かれた、切れ目のない緩和ケアの提供」に基づいて、患者・家族の意思を尊重し、医療者はその実現のために最大限の力を発揮しており、高く評価される。

おじいちゃんとの思い出

丹呉　仁美

おじいちゃんは、いつもにこにこしていた。いつもたのしそうだった。なぜなら、おばあちゃんやわたしが近くにいたからだと思う。

おじいちゃんは、おばあちゃんと話しているときがとくにたのしそうだった。わたしもじいじがちかくにいてたのしかった。

ベッドの上にいるじいじに見えるように、おもしろいダンスをおどったとき、じいじがにこにこしていたからとてもうれしかった。

また、ばあばの家であたまをぶつけて泣きそうになったときも、じいじの方を見たら、じいじがにこにこしていたので、わたしもあはははとわらった。

でも、じいじは死んでしまって今は近くにいない。しぬのはすごくかなしいんだなと思った。

じいじがばあばやかぞく、お友だちと会えなくなるのがかなしい。わたしもじいじにあえないのがかなしい。いのちがなくなるのは、かなしいと思った。

でも、わたしはじいじのことをいつでも思い出せる。じいじはしんじゃったけど、わたしの心の中ではいつもにこにこしている。

（中村正則氏の孫　当時小学校二年）

みどりの杜病院の医師、看護師からのメッセージ

ホスピス緩和ケアと在宅医療を郷里に活かす喜び

みどりの杜病院院長　原口　勝

星野村出身

私は八女市星野村の出身です。一九八一年に九州大学医学部を卒業して、九州大学第一外科に入局し、消化器外科医として関連病院で勤務してきました。一九八六年から四年間、福岡亀山栄光病院に外科医として勤務した時期にホスピスケアに出会いました。

その後の外科医としての仕事のなかでも、手術後にがんが再発した患者さんたちに抗がん剤治療を行ったり、終末期のケアを行うことも度々でした。外科病棟や外科外来の中でも緩和ケアを学びながら働きました。

消化器外科医として最後の職場は福岡市南区の九州がんセンターでしたが、当時発足した緩和ケアチームの中に身体症状担当医として参加するなかで外科手術が好きな医師は多いので、自分は緩和ケア医になったほうが役に立てるのではないかと思うようになりました。

二〇〇五年から九州がんセンターのすぐ近くにある那珂川病院に異動して緩和ケア医に転向、緩和ケア病棟の立ち上げから十年間を緩和ケア病棟と緩和ケア外来と在宅医療を掛け持ちする形で勤務しました。ここで緩和ケアのあらゆる形態を経験したことで、全人的なケアの修練になったと思います。

公立八女総合病院の非常勤としての緩和ケア外来と在宅医療の経験を経て、二〇一五年にみどりの杜病院の二代目の院長に就任。在宅医療推進室を立ち上げて、在宅医療にも携わるようになりました。

母を家で看取る

自分の専門のホスピス緩和ケアと在宅医療を肉親や知人、郷里のために活かすことができるようになったことは喜びです。八女市で働くようになった主な動機は、星野村の実家の母親のことが気になったからでした。幸い妹が母親と一緒に住んでくれていたので生活面は安心でしたが、母は腰椎脊柱管狭窄症と変形性膝関節症のために歩行が困難となり、認知症も進んできました。私がみどりの杜病院に単身赴任し職員宿舎に泊まることで、往診対応のためだけでなく、実家にも度々通える環境になりました。

「先々、物を食べたり飲んだりできなくなったらどうするね？　点滴してもらうね？　胃の中に栄養を入れるような処置をしてもらうね？」と尋ねたら、「そげんまでして　生きらんでもよか」と母は答えました。二年ほど前に妹の前で母に質問した時の会話の様子です。そして「ずっと家に居りたい。どこにも行きたくない」と言葉が続きました。そのやり取りをデイサービスの情報交換のノートの裏に記録しておきました。

その母親が二〇二三年三月末に体調を崩して、かかりつけの病院に入院、心不全の診断で入院治療を受けました。三週間経って、主治医に呼ばれ妹と面談に行きました。「治療して改善を目指しているけれども病状が不安定であり、せん妄（脳の働きが低下して辻褄の合わない言動がみられるようなこと）があり、オムツ内の便を手で触ってしまったり、酸素吸入の鼻の管を外そうとするので、手をくくって抑制する必要がある」という説明があり、同意書のサインを求められました。そして母親に面会することができましたが、表情が乏しく落ち着かない様子でした。

「もう少し治療を受ければよくなるかもしれない」という気持ちよりも「このまま亡くなったら母親本人も家族にも悔いが残る」という思いが強くなり、翌日、主治医の許可を得て、訪問看護やケアマネジャーとの連携を取り、私が訪問診療を行うこととして自宅退院の準備をはじめ、在宅医療に移行しました。

母は家に帰ることで表情が穏やかになり、少しずつ物を食べたり飲んだりできるようになりました。結果的に二泊三日の自宅療養で亡くなりましたが、住み慣れた我が家で、身近な家族に見守られて、好きな童謡を聴きながら穏やかに過ごすことができましたし、私たちも周りに気兼ねなく母に感謝の言葉を伝えることができました。

コロナ禍の面会制限がある中で、病院に入院したり施設に入所した大切な人が家族に会えない間にずい

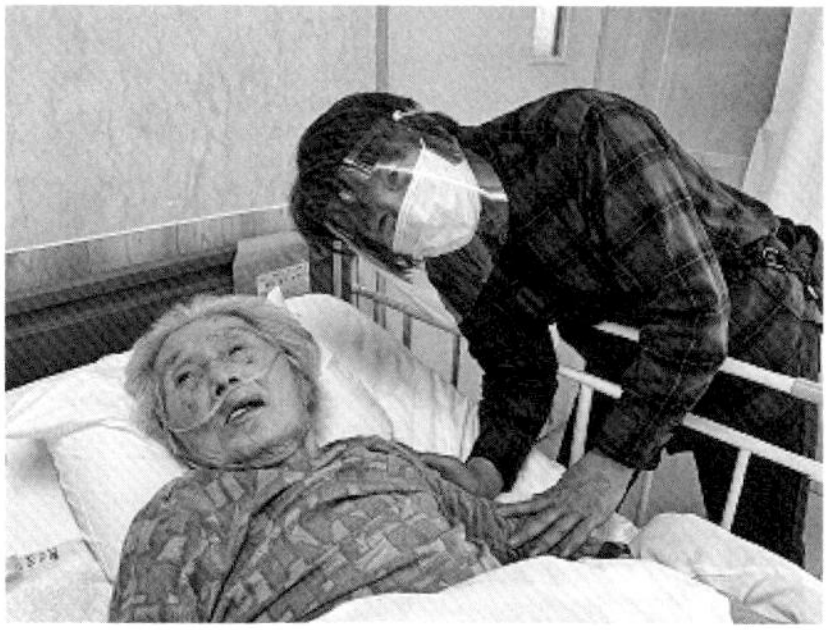

病院で面会した時の母

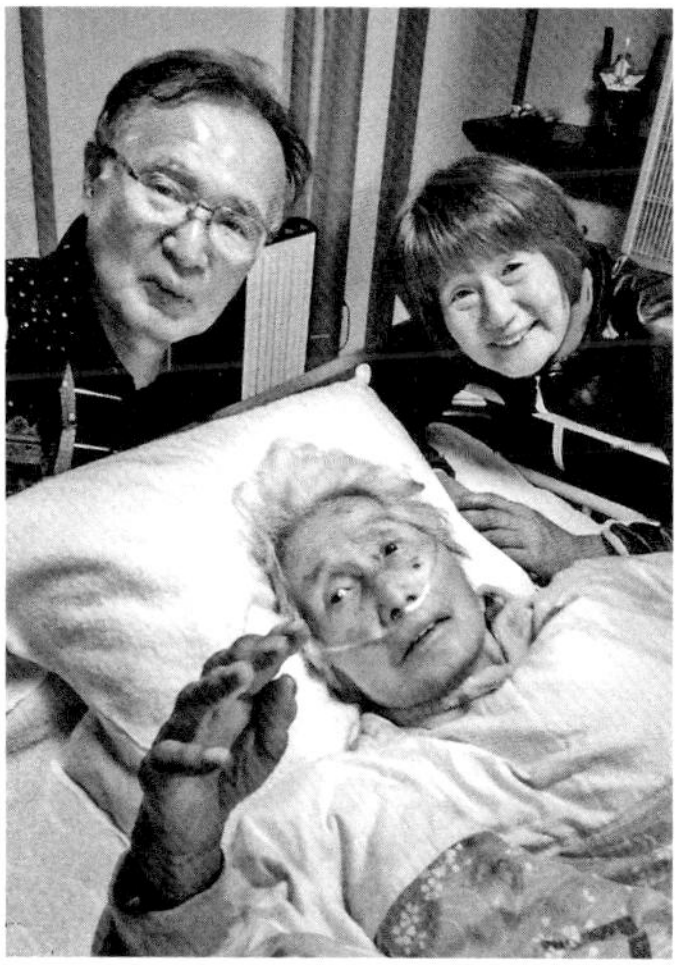

亡くなる数時間前の母。妹と私

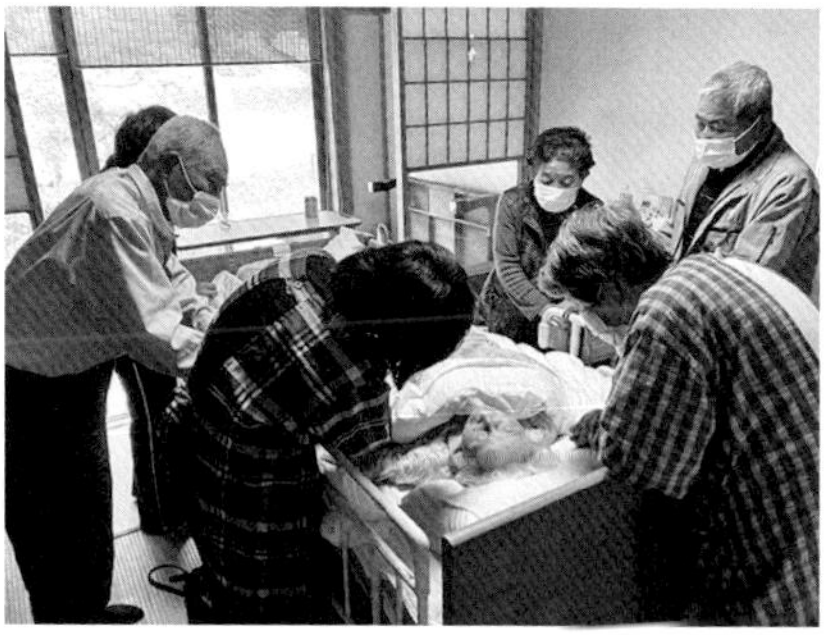

叔父や叔母、親しい人たちに囲まれた臨終

ぶんと体調や容貌が変わって戸惑いを感じた方もおられると思います。
常日頃から、自分の大切な人が何を大事にして生きているか、もしもの時にどういう最期を迎えたいかを聴いておいて、その願いを叶えることができるように働きかけることが、大切な人の幸せにも、それを見守る家族の幸せにもつながるということを自ら体験することができました。

「病人」と出会わなかったみどりの杜病院での九年

みどりの杜病院副院長　丸山　寛

解決型人生から解消型人生へ

私は二〇一五年早春からみどりの杜病院に勤務しています。ホスピスに入院している患者さんとその家族を支援する病棟医として働いた後、この手記を書いている現在は訪問診療医として在宅医療に従事しています。

私がホスピス緩和ケアに辿り着くまでの経緯を少し紹介します。思い起こせば、今から四十年程前の医学生時代に、将来の仕事を劇的治癒が望める〝心臓血管外科〟と決めて粉骨砕身で突き進んだ数十年でしたが、その医師人生の中で五十路を過ぎた頃、「あー、神は私に軌道修正をさせてくださった」と思う体験がありました。

これはいかがわしい心理体験ではなく、がん医療を避けてきた自分自身ががんを体験することになったということでした。今、「神」という表現をしましたが、因みに私は特定の宗教を持ちません。唯、自分なりの信仰はあります。価値観を育てるよすが、もしくは〝Something Great〟とも言えるでしょう。人並みに歳を重ねると、私のような者でもそのように思えてきます。

話を再び「体験」に戻しますが、それはがんでなくてもよかったわけで、「命には限りがある」という当たり前の現実を自らのこととして認識する体験を得たということでした。この体験をして自分にとって数少ない大切なことに気づくと、なんだか不思議と心に余裕が出来たようでした。この頃、運命的に出会ったのがホスピス緩和ケアでした。

私が公立八女総合病院の病床にあった頃、折しも新たな試みとしてホスピスみどりの杜病院が建設中でした。緩和ケアの道に進もうと決めた私は、病気からの回復後にまず外科医を継続しながら緩和ケアチームに三年半ほど所属しました。病院に入院中の主にがんの患者さんに対して、主治医の後方支援をしながら緩和ケアの一翼を担う仕事でした。

この時間のなかで、前述の「体験」に基づき価値観の変容が生じた私にはどうしても心に残る違和感がありました。その違和感とは、多くの医療者が「死は医療の敗北」と捉えがちなことでした。これは医療者の自己研鑽的総括でもあり当然のことともいえるのですが、この違和感の解消を求めて、私は働く場所を治療病院からホスピスに移すのが自他のためになると感じました。

その思いで二〇一五年早春、ホスピスみどりの杜病院に異動し、現在に至っています。

病人のいない場所

みどりの杜病院でホスピス緩和ケアに専念して約九年が経過した今、「私の宝物体験」を一言だけ話します。訝しく思う人がいらっしゃるかも知れませんが、それはこの九年間、ひとりとして「病人と出会わ

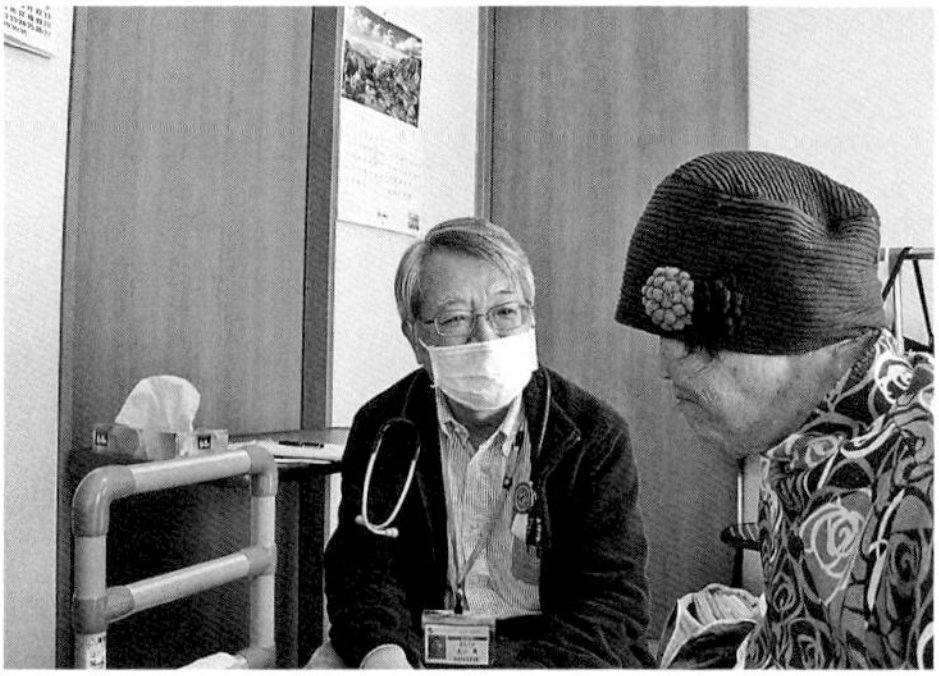

自宅のベッドに座った患者さんとお話しする丸山寛医師

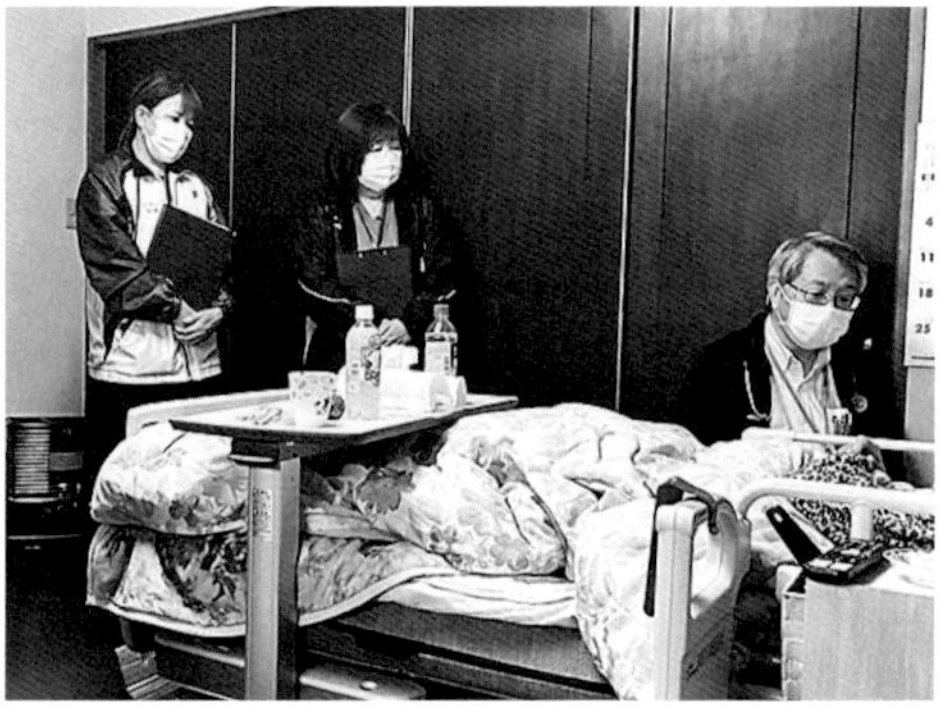

訪問診療をする丸山寛医師（右端）。訪問看護師の松崎さん（(左端）とケアマネジャーの二神さん

なかった」ということです。恐らく、「哀れみ」は病人をつくり、「敬意」は人生の達人との出会いをつくるということなんだと思います。

忘れやすい余白やユーモア

ホスピス緩和ケアを換言したものの一つに「全人的ケア」があります。人間を支えるには、からだ・こころ・社会・魂（実存）の面から総合的理解が必要というものです。世界のホスピスが教会といった精神性を源流としているのに比べて、日本のホスピス緩和ケアは医療から形作られたとも見ることができます。このため医療が主導性を発揮している現状があります。

皆さんは日常で病院に行った際に安心の半面、緊張する感覚はないでしょうか。このあたりの感性を大事にするのがホスピス緩和ケアと思います。

医療者は医療の能力を日々研鑽していますが、専門以外の「余白」の拡大・深化に努めて生きることも幸せの感じ方に味わいが加わるかも知れません。私は緩和ケアを志した当時、「自分の七割程が医師で、残る三割程はそうでないほうがよいのではないか」と漠然と思っていましたが、そう間違ってはいなかったと今感じています。

地域の生活者による自治

人間の幸せは先鋭な専門性だけでは支えられないという主旨の話を滔々としてきた気がしますが、このことを自然な形で教えてくださる人々がいることに私は長年（少なくとも治療病院で働いている間には）気が付きませんでした。みどりの杜病院で少しずつ充実してきたボランティア活動を支えてくださる地域の人々です。県外からの人もいます。この方々こそが、専門家の余白作りの協力者であるとともに、解決できないことを生きる全ての人々の同伴者であると感じます。

今後は、地域の生活者がもっと積極的にみどりの杜病院の営みに関与する環境となるよう、私としては期待しています。地域の人の自治による安心な場所創りです。ひとつだけ心することは、昨今の管理型社会・契約社会との折り合いです。こういった力学は外部から忍び寄ることもあれば、自らのこころの中から育ってくることもあるかと思います。

愛と優しさが苦痛を和らげ、互いの癒しと成長をもたらす

緩和ケア科医長　上野　裕子

愛と優しさに支えられて

二〇一四年十月当院に入職、それまで麻酔科医として手術麻酔のほかペインクリニックにも携わり、それらの経験を活かしながら、ここで過ごされる患者さんたちやそのご家族、そしてスタッフをいろいろな面から少しでも支えることができればと願っています。

緩和ケアでは、まず身体的苦痛に対する治療とケアを行います。それから、精神的苦痛、社会的苦痛、

実存的苦痛（スピリチュアルペイン）などに対するケアを目指しています。これらはご本人への日常のケアのなかで、あるいは傾聴を通して、一緒に向き合っていくことになります。もちろん、経験豊かな素晴らしいスタッフもいますが、すべてに関してスタッフのケアが行き届いているわけではなく、ボランティアさんの支援のなかで、あるいはご家族との何げない日常のなかで、満たされていくことが多いのかもしれませんし、なかには最後までケアが行き届かなかったこともあるかもしれません。充分なケアを行う時間がないまま旅立たれる患者さんもおられます。

そんななかで、私たちスタッフは目の前のことにできるだけ真摯に向き合うことの繰り返しになります。できることは限られており、さながら時間の流れの中で諦めと喜びの間を往ったり来たりしているかのようです。しかしどんな時も、愛と優しさが苦痛を和らげ癒しと気づきをもたらすこと、そして私たち自身が患者さんやご家族の愛と優しさに支えられていることに気づかされます。立ち止まって見ると、目の前には豊かな自然があり、ここにはいつも愛の流れがあり、それが命であると感じる毎日です。

ある患者さんは、「星の最後は爆発して塵となって宇宙に散らばってしまうけれども、塵となったものはまた集まって新しい星を創る。自分もまったく同じ、だから死ぬことは全く怖くない」と話されました。その方はここにきて、命が永遠であること、ご自身がそれであることをしっかりと体感されたようでした。

患者さんからこうしたお話を聴かせていただき、同じ時を一緒に過ごすとき、患者さんと一緒に私自身も分離のない体験を味わい、患者さんが癒されるとき、私自身も癒されるのを感じます。緩和ケアとは、命の本質と常に向き合って過ごすところであり、それが愛であることに気づけば、素晴らしいところだと感じられるのではないでしょうか。

若い医師への継承と交代

現在の問題点としては、ケアの要であるスタッフの確保が困難なことと、病院全体のケアの質を維持・向上させることの難しさだと思われます。病休や介護休暇、産休（嬉しいことですが！）など、さまざまな理由でスタッフ不足の状態が続き、そのため残っているスタッフに負担がかかり十分な休養をとれない状況になったり、またせっかく志をもって当院に入職したスタッフが、頑張りすぎて燃え尽き症候群になったり、スタッフ間の人間関係などの理由で辞めていくことも、多くはありませんが、現実には起こっています。こうしたことに対応するための土台作りの必要性を感じています（注1）。

また開院から十二年経ち、医師の高齢化から、若い医師への継承と交代が目前の課題となってきました。人材の確保と育成は、地方の多くの医療現場では常に問題なのかもしれません。若い方たちが夢や志をもって、当院に集まってくださることを願っています。そのためには、私たちがもっとこの病院の魅力を発信して伝えていかなければならないのかなと思っています。

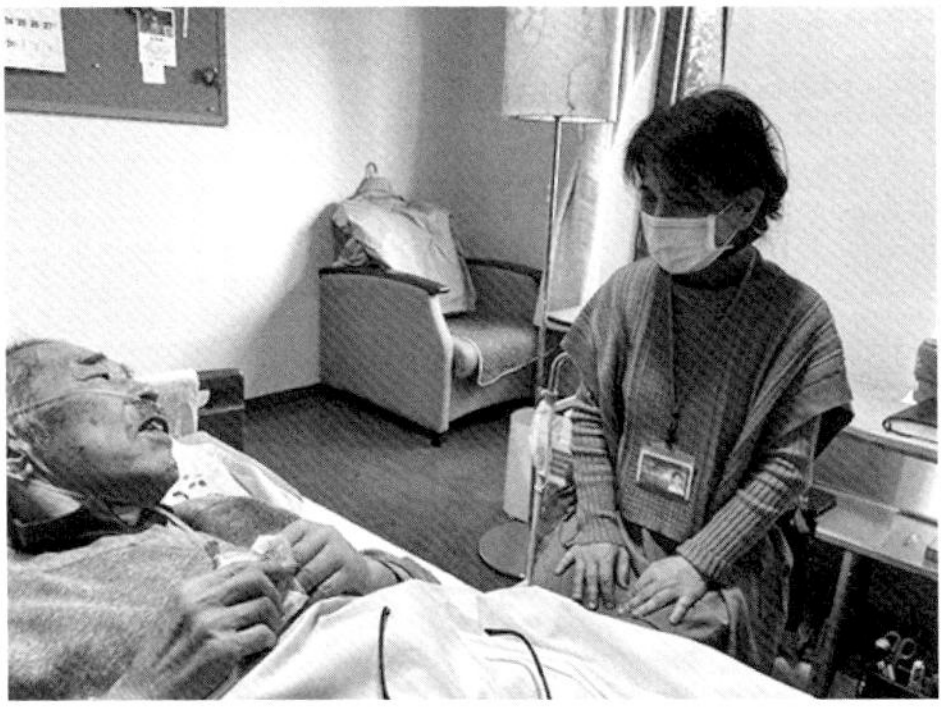
病室で患者さんとお話しする上野裕子医師

今後の展望

地域への活動の拠点として、二〇二三年、らいおんの家が開設されました。まだまだ小さい家ですが、大切に育んでいくことで、ここを拠点にこの地域一帯をメディカルヴィレッジとして創っていくという大きな目標があります。院長がめざしてきた自宅―病院―ホスピスへとつなぐ切れ目のない緩和ケアから、ご遺族へのケア、それらを支えるボランティアの養成と活動、子どもたちへの紹介等、幅広い活動へと紡いでいければと思います。特に、医療では足りないところを補っていただけるボランティアの存在はとても大きいです。その方々が地域での活動を通して、ご自身の生きる喜びと力になっていかれることで、この地域の活性化に大きな役割を果たしていかれるのではないでしょうか。

五十年後、一〇〇年後にこの世界がどうなっているのか、想像もつきませんが、今後の展開を楽しみにしていければいいなと思います。

注1）スタッフのセルフケアの一つとして、継続的な勉強会（瞑想、GRACEプログラムの紹介など）を週一回一時間、勤務終了後に行っています。現在は自由参加で、集まるのは極少人数ですが、継続しているスタッフからはイライラしなくなった、落ち込まなくなった、よく眠れるようになった、患者さんの傍にしっかり居られるようになった、などの感想をいただいています。

みどりの杜病院とともに育んできた死生観

みどりの杜病院医療連携科長　岡田　修勢《ひろせ》

ホスピス緩和ケアとの出会い

私が緩和ケア病院で働き始めたのは約十八年前になります。当時、看護学校に六年勤務し、また現場が恋しくなり紹介してもらった病院がホスピスでした。これまで緩和ケアやホスピスケアに関わったことも考えたこともなかったため、まるで異文化に入り込んだような感覚でした。

患者の尊厳を尊重し、個別性を重視したケアに感動し、何よりも患者の死と向き合う姿勢に感銘を受けました。これまで私は、患者ががんになる↓家族にだけ告知される↓できる限りの延命処置を行う↓心肺停止時は必ず心肺蘇生を行う、という経過に対しなんの疑問も抱くことはありませんでした。しかも比較的若い方から九十代の方まで例外なく同じように対応してきました。

また、日々の業務も流れ作業的に行われ、医療者中心であったと思います。そのため日々のスケジュールが患者中心に決められていくことに「こんな世界があるなんて」と衝撃を受け、家族や友人にその感動を熱く語っていたことを今でも覚えています。

みどりの杜病院とともに

二〇一一年五月にみどりの杜病院は開院しました。縁あって開院の時からスタッフの一員として関わっています。当時はまだ医療者の間でもホスピスや緩和ケアについては浸透しておらず、開院前に時間をかけて研修会を行いました。緩和ケアとは何か、ホスピスとは何か、ホスピス緩和ケアで求められる看護とは何か、その基本的な知識や姿勢から学んでいきました。研修会で観たＤＶＤの中で日野原重明先生の講演「memento mori（メメントモリ）」が今でも印象深く心に残っています。

「死を見つめ　今を生きる」「いかに死ぬかは　いかに生きること」

講演では死と懸命に向き合う患者さんの姿から、いのちの大切さや死生観について学びました。死生観は、生き方死に方に対する価値観であり、自分の死生観を考えることにより患者さんの死生観を尊重し、寄り添うことができるのだと学びました。

日本ではこれまで死を忌み嫌い遠ざけてきました。そのため自分自身の最期をどのように過ごしたいのかを考えることが苦手な人が多いと思います。患者さんの生と死を見つめて関わっていくみどりの杜病院は地域へ向けて、いのちの大切さや死生観について発信していかなければならないと感じました。

みどりの杜病院とともに経験を重ねながら死生観を育み、ホスピス緩和ケアの専門病院であるという意識が高まっていったと思います。

コロナ禍を経験して

開院して十年目を迎え、少しずつ地域の方から「みどりの杜病院は死ぬところ」から「私もがんになったらここに来たい」と言われるようになりました。実際、親族が以前入院したことがあると言われる方が多くみられるようになりました。

そんななか、二〇二〇年新型コロナ感染症により、これまで自由だった面会や外出がみどりの杜病院でも厳しく制限されるようになりました。当初は「ホスピスなのに面会を制限するなんてありえない」と患者さんや家族に非難されることもありました。私も説明しながら、こころの中では同じように憤りを感じていました。

しかし感染対策、感染防止を最優先に考え、いろいろなことを制限した生活が長くなると、感覚が麻痺し、緩和ケアの本質を見失いそうになったときがありました。そんななか、ボランティアの皆さんにはとても助けられました。ボランティアさん達は一度活動が全面中止、再開しても一部のみといった条件のなかでも、こちらの要望に沿った形で患者さんに寄り添い続けてくれました。思うように家族に会えないなか、患者さんにとってボランティアさんの存在はとても大きかったと思います。ボランティアさんに助けられながら、できる限りのホスピス緩和ケアを維持し、少しずつみどりの杜病院でできることはないかと考えていくようになりました。

特に家族の面会については「コロナだから仕方ない」から「何か工夫することでできる方法はないか」というように徐々に変化していきました。コロナ禍を経験し、みどりの杜病院が果たすべき役割は何か、それに答えるにはどのようにすればよいか考え続けなければいけないことを学びました。

両親の看取り

二〇一四年二月、私は母をみどりの杜病院で看取りました。肝臓がんだったので（病棟の利用対象疾患は、現法律では悪性腫瘍の患者または後天性免疫不全症候群（エイズ）の患者と決められている）みどりの杜病院に入院することができました。

何度か入退院をくり返し、最後となった四回目の入院は約二週間でした。そのときは娘二人と付き添うことができ、みどりの杜病院で過ごした時間は私たち家族にとってかけがえのないものになりました。

その後、父は二〇二三年九月に在宅で看取りました。認知症があり施設で過ごしていましたが、年々足腰が弱り歩行器が必要な状態でした。同年七月に転倒し、けいれん発作が起こり総合病院に入院となりました。意識は完全に戻ることはなく、食事も入らず経管栄養が開始され、両手を抑制されるようになりました。

一カ月以上経過しても状況は変わらず今後、どのようにするのが良いのかわからずイライラし、家族に八つ当たりしたこともあります。何をすればいいのかわからない状況の中ではっきりしていたことは、ベッドの上で抑制されながら経管栄養をしているその姿は父の本意ではないということでした。そこで私は父を在宅で看る決心をしました。

実際に家に連れて帰るまではとても不安でしたが、訪問看護、訪問診療、訪問リハビリ、訪問入浴など在宅でもいろいろな専門職のスタッフの支援を受けることができ、とても心強かったです。

在宅では、本人が嫌がっていた経管栄養も抑制も外すことにしました。二週間という短い期間でしたが、子どもたちと一緒に在宅で看取ることができ本当に良かったと思っています。子どもたちと一緒に体の向きを変え、口の中をきれいにし、時にはオムツ交換も行いました。二人とも父の姿が変化しても最後まで怖がることはありませんでした。

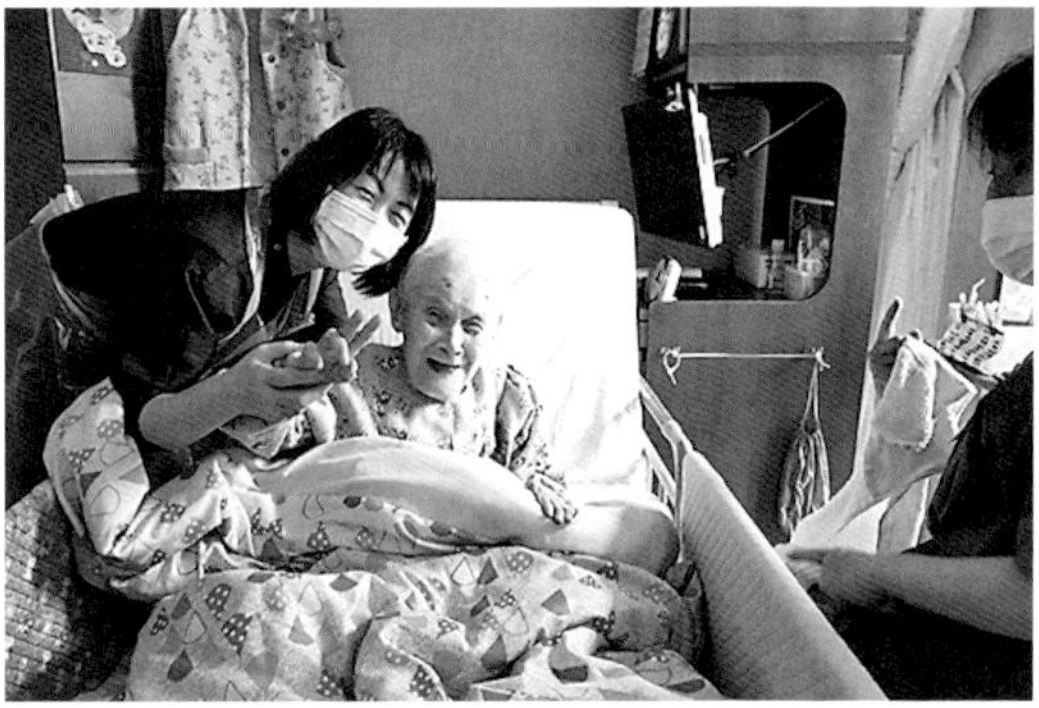

患者さんと岡田修勢看護師

今、こうして両親の看取りについて振り返ると、私自身が死生観を育み、両親の生き方・死に方について考えることができたため行動することができたのだと思っています。

今後の課題

私のこれまでの経験から、みどりの杜病院の今後の課題について考えると、まずはコロナ前の状態をできる限り早く取り戻すということです。完全に元のように戻れないこともあるかもしれませんが、みどりの杜病院でできることを考えていかなければならないと思います。

次にみどりの杜病院が地域住民の憩いの場になってほしいと思います。患者さんやその家族だけでなく地域の方がもっと気軽に足を運ぶ、例えば演奏を聴きにくる、ちょっとコーヒーを飲みに来る、おしゃべりに来る、温泉に足湯に来る、などです。入院している患者さんや家族が自然に地域と交流ができる、そんなコミュニティの場になればいいなと思います。

最後に、みどりの杜病院は緩和ケアの専門病院です。そのためスタッフはより専門的な知識・技術を身につけなければいけません。また地域の中で緩和ケアの教育機関となり近隣の医療スタッフに向けて緩和ケアの専門的知識・技術を普及していかなければならないと思います。

八女筑後の方言 - 1

医療や介護の現場で意味が分からない時のために選んだ言葉

医療や介護の現場でとくに高齢者に接したときに、耳慣れない言葉や特有のイントネーションをもつ八女筑後の方言に意味がわからず戸惑うことがあります。郷土の大切な言葉を知ってもらうために、八女筑後の方言コーナーを設けました。

「わけもんが　かいたけん　まちごうちょるときには　おしえてもろて　よかやろか？」
（若い人が書いたので　間違っている時には　おしえていただいてよろしいでしょうか？）

かせしてもろた人たち（手伝ってもらった人たち）

井手 美和、野口 百合子、矢次 信江、原 一菜、楠 直子

参考文献

1．平成９（1997）「福岡県のことば」日本のことばシリーズ 40（平山輝男、明治書院）

2．http://gomasiosansou2.web.fc2.com/chikugoben.html　福岡方言（筑後弁）

方　言	意　味	例　文
あしぇがる	いらいらする	
あすなさ	明日の朝	
あんべー	様子、状態、調子	
いけん	食欲がない　食べられない	
いみる	量が多くなる	
いんにゃ・うんにゃ	いいえ、そんなことございません	
いっちょん	全く　少しも	
いんがっと	丁寧に	
うっちょかれる	おいていかれる	うっちょく＝放置する
うてあわん	かまわない、関わらない	
うらめしか	汚い　わずらわしい　めざわりだ	
えーらしか　こえらしか	愛らしい	
えすか	怖い	
おおごつ	大変	
おめんなか	おもいがけなく	
おごる	叱る	
おらぶ	大声を出す	
おーじょーする	困る	
おしょる	折る	おしょれる＝折れる
おずむ・おぞむ	目を覚ます	
おとんことんなか	音沙汰が無い	

メディカルヴィレッジの実践

困難な条件を持つ人を自宅で看た三つの事例

□事例の掲載にあたって

みどりの杜病院の在宅医療で体験した三つの事例を報告します。いずれも特殊であり、ケアに難渋した事例です。神経難病の方の思いに応えるために家族と多職種が連携し資源をフルに活用したケアを本人の妻が発表しました。全介助で一人暮らしのがんの方の在宅ケアを担当ヘルパーと訪問看護師が発表し、知的障害の方のがんの在宅療養を続けるために十一回もホスピスに入退院を繰り返した事例を主治医が発表しました。いずれも「ここまでできたのだから、これからはどんな方も看られるよね」と思えるような事例でもあります。

在宅ホスピスを語る会in八女（二〇二二年二月十九日）

神経難病でも自宅で暮らしたい

西村　真紀子

〈事例〉西村　富夫さん（愛称　トミー）五十五歳でＡＬＳと診断

「ＡＬＳで間違いないでしょう」。二〇一四年六月、熊本大学病院で私たち夫婦は、そう告げられました。二〇一二年秋、左手の脱力感で整形外科を受診して以降、三カ所の大学病院に四回の入退院を繰り返し、病名が確定するまで発症から一年半かかっていました。

ＡＬＳ（筋萎縮性側索硬化症）とは、手足・のど・舌の筋肉や呼吸に必要な筋肉がだんだんやせて力がなくなっていく病気です。筋肉そのものの病気ではなく、筋肉を動かし、かつ運動をつかさどる神経（運動ニューロン）だけが障害をうけ、結果、脳から「手足を動かせ」という命令が伝わらなくなることにより筋肉がやせていきます。その一方で、体の感覚、視力や聴力、内臓機能などはすべて保たれています。原因は不明で、一年間で十万人に一から二・五人発症する指定難病です。

二〇一三年十二月は、まだお箸で食べることができていました。しかし補助具・補装具に頼った生活になっていきました。肩の亜脱臼のために腕を三角巾で固定したり、頸椎カラーや足の装具をつけて車椅子で外出していました。

二〇一四年七月、熊本大学病院を退院してすぐに、介護保険を利用して、在宅療養生活が始まりました。この頃は、両手とも力が入らなくなって一日四回の緑内障の点眼薬が自分でさせない。食事の時、冷蔵庫のドアが開けられない。トイレでズボンがうまく下ろせないなど、一人ではできない、時間がかかる。そういうことが生活のいろいろな場面で見られるようになっていました。

夫は理学療法士で、ALSがどのように進行していく病気か知っており、今後病状が進行していくことを想定して、「入院はしたくない」、「気管切開はしない」、「トイレで排泄したい」、「少しでも身体を動かしたい」、「口から食べたい」、「延命治療はしない」、「家族の負担を軽減し家族との時間を大切にしたい」など、自分の思いを常に先生やケアマネジャーさんにお話ししていました。

私はフルタイムで仕事をしていましたので、日中の食事介助、内服、点眼、トイレ介助、膀胱ケア介助など、看護師さんやヘ

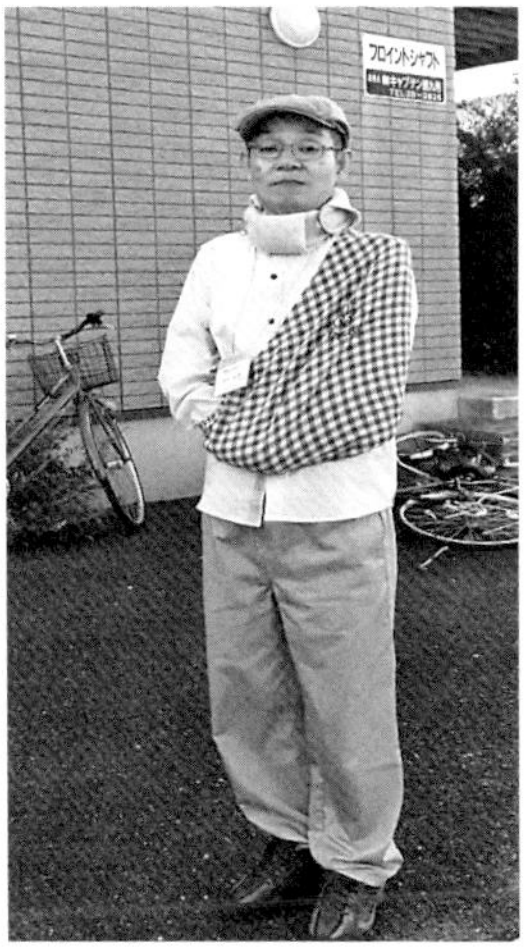

1人で立つトミー。三角巾を使用　2015年11月

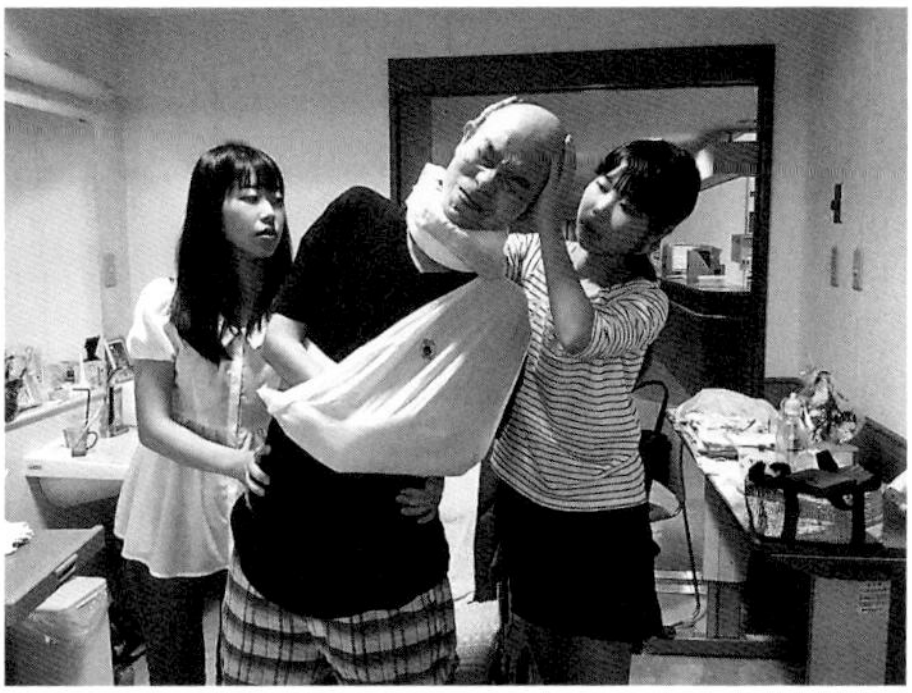
子どもたちに手伝ってもらってストレッチ

ルパーさんにお願いしました。一年間は熊本大学病院に通院し、その後は進行を遅らせる薬、ラジカットの点滴を定期的に受けるために難病専門の大牟田病院に転院しました。大牟田病院の先生に専門医として病気の進行の状況を診ていただき、だんだん身体が動かなくなっていく恐怖と、「入院したら寝たきりになってしまうのではないか」という不安を聴いていただきました。不安を和らげるために薬の調整もしていただきました。

二カ月に一度、胃ろうのチューブ交換のタイミングで大牟田病院にレスパイト入院をしました。レスパイト入院ができたからこそ在宅療養が続けていけたと思います。外来の受診時には、面談の時間に慢性疾患専門の看護師さんにいろいろな話を聴いていただきました。

初めは、「本当に歩けなくなるのだろうか。このまま奇跡が起きて、進行が止まったりすることがありますように」など夫婦で話していました。少しでも長く生きるためには、本人の強い思いと、たくさんの工夫と皆様のご協力が必要でした。

どうしたら日常生活がスムーズにできるか、痛みを和らげる体の扱い方など、家族やスタッフの方々など、皆が試行錯誤しながら毎日を過ごしていました。理学療法士である本人が身体の扱い方を一番わかっていて、「こういうふうにしてほしい」と教えてくれていました。福祉用具専門員の方からは、介護ベッドに始まり、補高便座、車椅子、意思伝達装置、入浴用リフト、入浴用頸椎カラー、三角巾、シャワーチェア、シャワーキャリー、呼び出し用のコールなど病気の進行に合わせて、的確に提案していただきました。

できるだけ歩いて移動したいという主人の希望の通り、一人や二人で支えてトイレまで連れて行っていました。車椅子が入るように介護保険の住宅改修でトイレを広くしました。初めは歩いて行った脱衣場にも、車椅子で移動してシャワーキャリーに移乗する、そういうふうに変わっていきました。

レスパイト入院中もリハビリで一緒にストレッチをしていただきました。子どもたちも一緒にストレッチをしました。自宅で車椅子生活になっても自分で考えたマッサージやストレッチを欠かしませんでした。どうしたら楽しい時間を過ごせるか。少しでも笑っていられるか。本人の希望がかなえられるために必要なことは何か。友人の方々も度々会いに来ていただき、楽しい時間を過ごすことができました。理学療法士の友人は、どうやったら腕が動かせるか一緒に考えてくれました。

私や娘は、美味しく食べてほしくて、いろいろな料理をミキサーにかけて食べやすくしていきました。野菜も肉も魚も、本当に工夫してミキサーで美味しく食べれるように料理しました。飲み込むのが難しくなった二〇一六年三月からは、胃ろうからの栄養摂取も始めました。注入は看護師さんと一緒に家族も行いました。

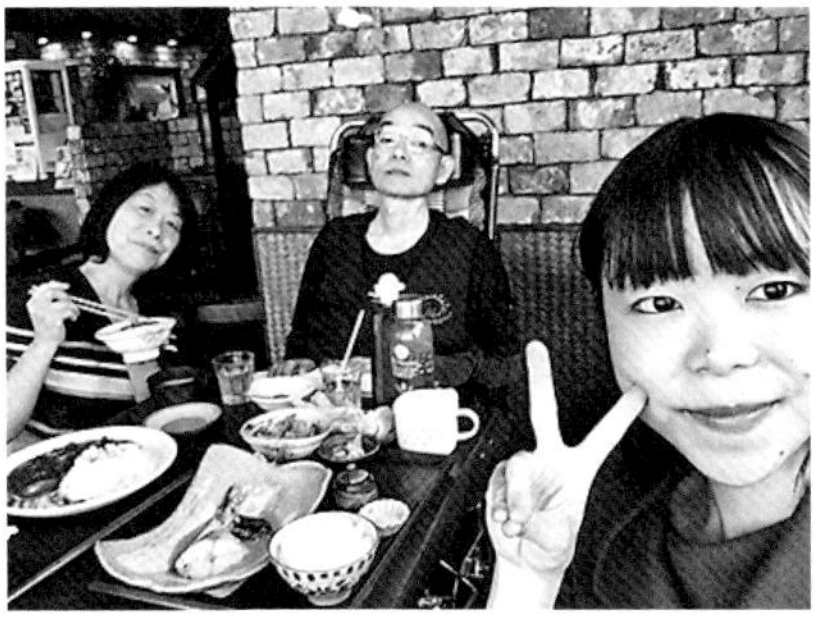

おしゃれな糸島のカフェで

入浴方法も病気の進行に合わせて変化していきました。ヘルパーさんに入浴介助をしていただいている時は本当にいい笑顔で、気持ちがいいと自宅のお風呂に入りました。初めは嫌がっていた訪問入浴も体が動かなくなると同時に、二〇一八年四月には訪問入浴を自然に受け入れ、気持ちよさを実感していました。

外出する時は、頭をしっかりベルトで固定して、後ろから頭を支えてもらって

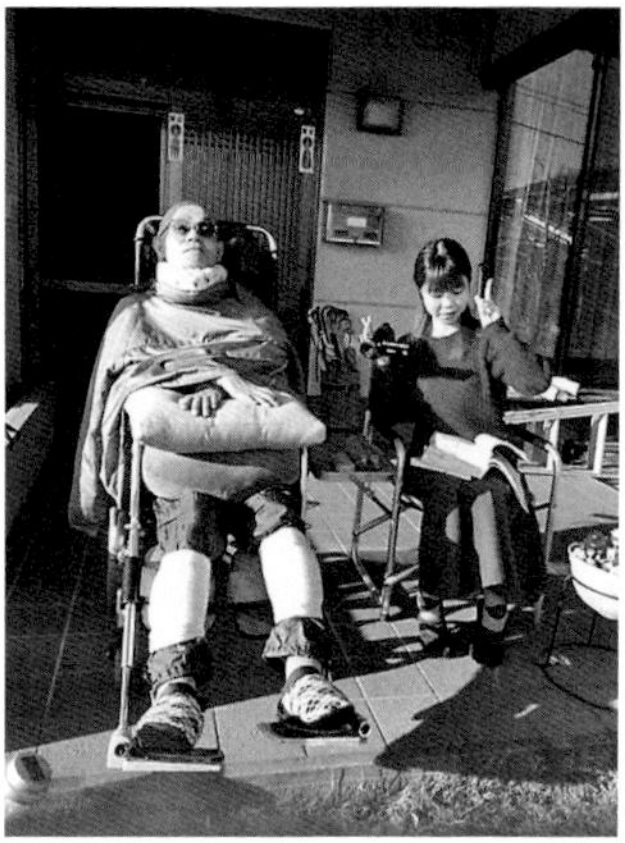

富夫さんと一緒にひなたぼっこしながら国家試験の勉強をする佳恵さん

いました。二〇一六年八月の五十九歳の誕生日には、温泉に入りたいという夫の希望を叶えたくて、ヘルパーさんにも付き添っていただき、家族旅行で嬉野温泉に行きました。バリアフリー対応の宿で、現地のヘルパーさんを派遣していただくシステムがあり、温泉にも無事に入ることができました。十一月には娘の運転で糸島のおしゃれなカフェでランチもできました。

散髪も自宅で行っていました。長女もヘルパーさんに車椅子の動かし方を教えていただきながら父親と近所の散歩ができました。長女は国家試験を控えており、父親と一緒に外で日向ぼっこをしながら勉強ができました。

病気の進行とともにタオルやクッションを使用し、手足・指の一本一本も一ミリ単位で慎重なポジショニングが必要でした。シーツもしわができないように気を付けていました。レスパイト入院中のナースコールは、手が使えないので、吐息で反応するものを準備していただきました。人工呼吸器を必要とする時間もしだいに長くなって、マスクを鼻にあてる非侵襲的陽圧人工呼吸器を使用していました。

発症した年は、長女が大学に入学し、長崎で暮らし始めた時でした。長女が大学四年生の時に、次女も大学生になり、山口で生活をすることになりました。長女が大学を卒業するまでの一年間は夫と私の二人暮らしになりました。その頃には、夜中の体位変換やトイレの介助、痛みの緩和のためにストレッチ・マッサージなどで夜間もなかなか休めなくなっていました。家族が家に居ないことが夫の不安を増大していきました。そのため私は仕事を辞めて、介護に専念することにしました。

病気の進行とともにいろいろと問題が出てきました。制度があっても事業所がない。できることと本人の希望の折り合いをつける必要がある。感情のコントロールが難しく周りにぶつけてしまって、そういう自分を責めていました。

一番の問題は、ALSの上に緑内障もあり、目がだんだん見えなくなって失明の不安が大きかったのです。普通なら使える文字盤や意思伝達装置が活用できませんでした。病気の進行とともに介護者の負担も増えていきました。介護の量、スピード、ALS特有の専門性・技術が必要になっていきました。病気の進行が速くて、準備した物も活用できずに間に合わないことがありました。常に人が出入りする中での家族の居場所づくりも考える必要がありました。

病気がわかってからは、子どもの成長を見届けたい、まだ仕事がしたい、生きたい、でも苦しいから死にたい、苦痛から解放されたい、不安と葛藤の日々でした。一方、難病になって介護を受ける立場になり、夫は自分の使命を感じていました。

自分が歯を食いしばって自宅で生活する意味があるんだ。自分のことだけではない。今後に続く難病患者のことを考えてサービスの開拓や拡大を目標にして頑張るんだ。また、まだ足が動かせた頃、在宅就労支援のご縁をいただき、病気でも仕事ができるという喜びを感じることで、希望を持つことができましたが、病気の進行が速く、残念ながらこれは諦めざるを得ませんでした。

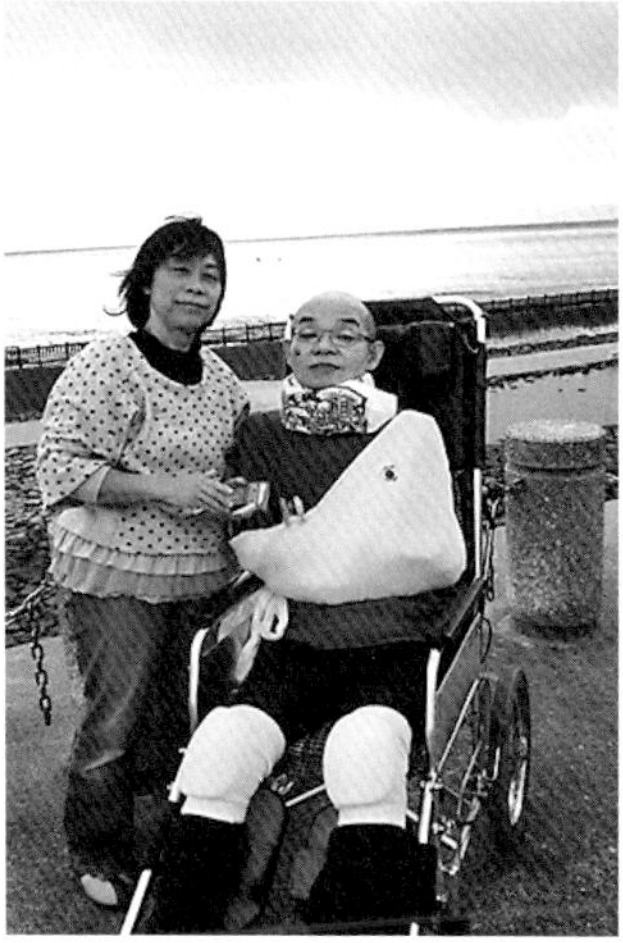
2016年11月16日、真紀子さん（筆者）と一緒に車椅子で海へ

夫はいろいろな方面に自分の強い思いを伝え、現状を見ても

らい、介護時間を増やしてもらうことができました。ラジカットの点滴も訪問看護師さんにしていただきました。また、この頃から訪問診療とは別に、緩和ケアでみどりの杜病院の原口先生にも往診に来ていただき、不安でしかたがない胸の内をしっかりと聴いていただき、薬で痛みの緩和をしていただきました。

先生をはじめ看護や介護のスタッフの方々からは、「しっかり眠れていますか」、「何かあったらいつでも話をしてくださいい」と、家族のことも常に気遣っていただきました。看護師さんや先生には、わからないこと、不安なこと、たくさん相談に乗っていただきました。

最期まで自宅で過ごすことができたのは、市役所に相談したり、重度訪問介護の時間枠の拡大を認めていただいたこと。介護保険と障害福祉サービスの併用ができたこと。たくさん、不安や思いを傾聴していただいたこと。家族とスタッフとのノートも作っていただきました。スタッフ間のグループＬＩＮＥで情報共有をしていただいていました。夜間支援の対応が可能な事業所を一生懸命探していただきました。ヘルパーさん付き添いのレスパイト入院も姫野病院でできるようになりました。寄り添い、ディスカッションを繰り返し、その時々で柔軟なケアプランを立案していただきました。

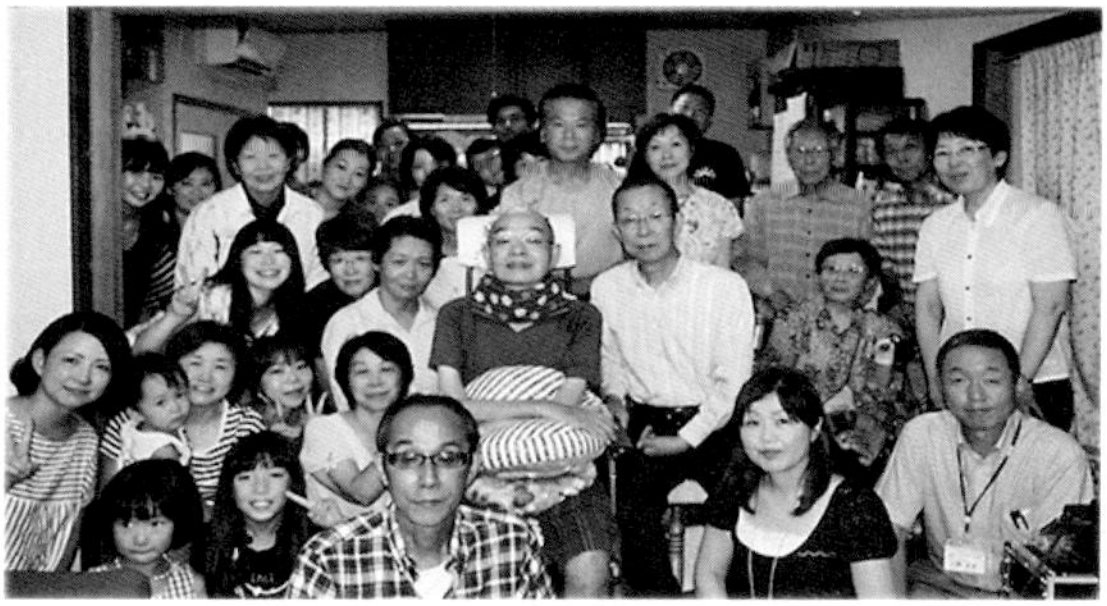

2017 年 8 月 22 日　還暦ホームコンサート

自身が理学療法士だったため病気の進行の知識があり、「少しでも体を動かして進行を遅らせたい」という強い思いを伝えて、試行錯誤しながらも柔軟にケアに取り組んでいただきました。福祉用具、補助具、自助具、コミュニケーションツール等を適切に紹介してもらい、工夫しながら生活の中に取り入れていくことができました。本人の強い思いを汲んでもらい、スタッフの皆さんの熱い思いに支えていただきました。

ケアマネジャーさんの提案で、還暦祝いにはボランティアでサックス奏者の深町宏ご夫妻にホームコンサートを催していただきました。本当に素敵なコンサートで涙が出るほど感動しました。このように家族でたくさんの思い出を作ることができ、在宅でしかできなかったことが、たくさんできました。「最後まで体を動かしたい」という夫の思いに、家族はもちろん、スタッフの皆様に寄り添っていただきました。

二〇一八年三月末に発熱し、全身痛、呼吸苦に耐えられず、持続的鎮静を本人が希望しました。八女市役所を初め、行政、事業所、病院、多くの関係機関の方々に携わっていただきました。二〇一六年三月、次女が県外の大学に入学が決まり引っ越しをする前に、「気管切開は絶対にしない。でもお前の成人式までは頑張る」と家族に宣言しました。私は、「気管切開して人工呼吸器を付けてでも、長く生きていてほしい」そう願いましたが、夫の意思は固く、家族もそれを受け入れ、精一杯頑張りました。夫は娘の成人する姿を見届けて、その四カ月後に旅立ちました。

体力が尽きるまで希望を持ち続け、神経難病が進行していく中、発症して五年七カ月、自宅での療養生活を約四年間続け、最期まで家で過ごすことができたのは、携わっていただいた多くの関係機関の方々のお陰です。

在宅ホスピスを選択して、本当に家族は幸せでした。ご支援いただきました全ての皆様、心より感謝申し上げます。本当にありがとうございました。

在宅ケアへの感謝

西村　紀映

父がＡＬＳと宣告されたのは、私が高校生の時でした。ＡＬＳは、神経の障害により徐々に全身の筋肉が衰えていく難病です。ＡＬＳと突然宣告された父のつらさを想像するたびに私はとても苦しくなった気持ちを覚えています。その一方で、当時の私は部活や受験勉強に明け暮れており、自分のことに精一杯で、父や家族の生活を考える余裕はなかったように思います。

住み慣れた自宅でできる限り過ごしたいという父と私たち家族の強い思いから、父の在宅療養が始まりました。徐々に介護が必要となる中でも、私が勉強や進路に悩んだ際に、すぐに相談できる父がそばに居てくれたことは、とても心強かったです。家族のために、一度は近くの大学に行くことを決心しましたが、父に背中を押されて私は第一希望であった県外の大学に進学しました。大学では、バイトにサークルにと学生生活を楽しみたいという葛藤があったものの、徐々に病気が進行していく父の姿を目の当たりにして、「今、自分にできることを精一杯して、後悔したくない」と思うようになり、毎月、帰省して家族の手伝いをしていました。

在宅療養は、決してよいことだけではありませんでした。身体が思うように動かないことで、気持ちのコントロールができず、周囲に苛立ちをあらわにしてしまう父に私が苛立ちを感じた時もありました。

けれど、父の誕生日には家族で温泉旅行をして、成人式の時には、振袖姿で一緒に写真を撮ることができたことは、今でも忘れられない良い思い出です。母手作りの食事を一緒に食べたり、ヘルパーさんと一緒に父の髪を切ったり、歌をうたったり、大学生活の話をしたり、何げないことでもすべて在宅だったからこそできたことだと思います。

父との別れの時は、本当に悲しく絶望的ではありましたが、在宅ケアを選択して、たくさんのサポートのお陰で家族として精一杯の介護をやり遂げられたこと、最期まで家族一緒にたくさんの楽しい思い出を作りながら過ごせたことは、心からよかったと感じることもできました。

私は現在、夢であった助産師として働いています。学生時代に、父の介護の手伝いをしながらもやりたいことに全力で取り組み、希望の大学に進学するという選択ができたのは、当時ヘルパーさんや看護師さん、ケアマネジャーさんなど、たくさんの方々に私たち家族の在宅ケアを支えていただいたお陰だと思っています。

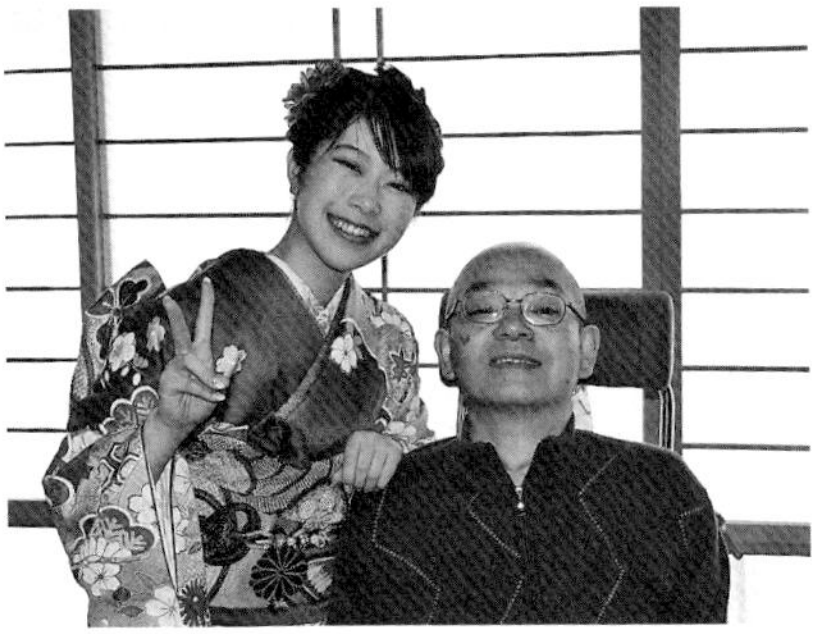

成人式の晴れ姿の次女・紀映さんと一緒に

父のことを振り返った時に、母から「子どもたちの成長が生きる希望だ」と父が話していたと聞き、私自身が希望や夢を諦めずにいられた環境に改めて感謝しなければいけないと思いました。在宅ケアは、本人の思いや家族の力だけでは決して成り立つものではありません。だからこそ、関わってくださった全ての方に感謝の気持ちでいっぱいであるとともに、私自身も医療者として、将来的には在宅ケアに恩返しできたらと思っています。本当にありがとうございました。

（西村富夫の次女　当時高校二年生から大学三年生にかけて）

父が残してくれたもの

西村　佳恵

ＡＬＳを発症した父を見ていて一番胸が苦しかったことは、「身体は自由に動かないのに頭はしっかりしていること」、「次第に病状が進行していき、できていたことが一つずつできなくなっていってしまうこと」でした。

原因不明で治療法もなく、介護の技術が追いつかず、離れていってしまうスタッフさんもいました。父は自身の感情コントロールができずに周りに八つ当たりをすることも増え、病気の進行とともに負の連鎖が続いていきました。そんな中でも必死に父を支えてくださった看護師さん、ヘルパーさん、ケアマネさん、関わってくださった多くの方には感謝してもしきれません。

当時大学生で実家を離れて暮らしていた私は、時折帰省して介護の手伝いをしていました。まだ私が手伝える範囲のことしか求められていなかったため、自分の生活に支障をきたすことはありませんでしたが、社会人になり実家から通勤し始めた社会人一年目はとにかく辛かったことを覚えています。家に帰ったらゆっくりテレビを観たり、自由な生活を送りたいと思っていましたが、父の病気が進行し、訪問で来てくださる方の目を気にしてリビングで堂々と休むことは控えるようになっていました。仕事のストレスと家でくつろぐことができないストレスを、病気で苦しんでいる父に直接ぶつけてしまうこともありました。父がいなくなった今、あの時の事を考えると自分にどれだけ余裕がなかったのか、本当にひどいことを言ったと後悔しています。

父は勉強が大好きで、寝たきりの生活中も録音していた講義をいつも聞いており、管理栄養士の国家試験を控えていた私は父に勉強を教えてもらっていました。些細なことでしたがこの時間が父との一番の思い出であり、母曰く、父が一番生き生きとしていた瞬間だったそうです。私たち家族は父の命を大切にし、父が望むことを叶えたい気持ちでいっぱいで父を笑わせようといつも必死でした。

このご時世恐ろしいニュースを日々目にします。戦争や自殺、殺人事件は病気の人を日の前にして生きてきた私にとっては考えられない事です。ただ一度苦しむ父を見て「死んだほうが楽なんじゃないか」と考えたことはあります。父は緑内障もあり今後の未来を想像することができず気管切開は望まずに亡くなりました。私たちの人生のことも考えていてくれていたようでした。この選択で本当によかったのか？　思うことはありましたが、父の望み通り住み慣れた大好きな家で最期を迎える事ができたのは本当によかったと思います。どんどんできない事が増えていく中、機能を維持するためにリハビリを頑張り、必死に介護の現状を発信し続け、医療・介護・福祉の壁をつくらず素晴らしいチームで支えていただく道をつくっていった父は私の誇りです。

父の介護を通して「健康な身体があるのが当たり前じゃない」と思い知らされました。病気の父とともに暮らした日々は辛いことも多かったですが命の尊さを教えてくれたことに感謝しています。周りで苦しんでいる人がいたらこの経験をしたからこそできるアドバイスもあるのではないかと思います。父が残してくれた沢山の財産を胸に今後も自分らしく生きていきたいです。

（西村富夫の長女　当時二十歳）

どうしてできた？　一人暮らしの在宅ホスピス

——全介助が必要であっても家で過ごしたい思いに寄り添って

自立生活センターちくごホームヘルパー　川島　由紀子

ヘルパーとして

本日ご紹介する阿志賀俊範《あしがとしのり》さんには言語障害があり、生まれつき脳性小児麻痺で手足に麻痺があり、自由に動かすことが難しく、いわゆる重度障害者と言われる方でした。

音楽と女性をこよなく愛され、短歌を詠まれる（書かれる）方でもありました。

一九八六（昭和六十一）年、四十五歳の時、地域で「自立」をしたいという強い意志のもと、自立生活の先駆者として筑後市で「一人暮らし」をスタートされます。そこから、障害者が中心となって障害者の自立を支援するＮＰＯ法人「自立生活センターちくご」を仲間の皆さんと立ち上げられ、それにより、障害があっても気軽に外出ができる移動サービスも始まり、アクロス福岡にも、クラッシックやジャズの演奏を聴きによく二人で訪れていました。

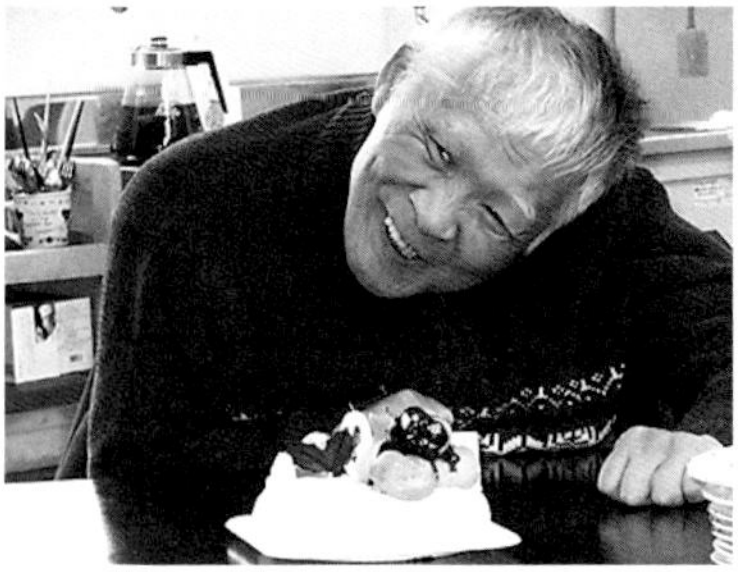

阿志賀俊範さん

そうして、七十七歳で亡くなられるまで「一人暮らし」を全うされました。

阿志賀さんとは、まだヘルパー制度が整う前からボランティアで入っていた頃に出会い、かれこれ三十数年のお付き合いでした。

阿志賀さんについて私に口を開かせたら、一日では足りないくらい話してしまいそうなので、今日は「全介助で一人暮らしの人がどうして自宅で看取りまで過ごせたのか」についてお話しします。

阿志賀さんを支えた四つの柱

そこには、四つの柱がありました。

□一つ目　当事者の「自宅で最期まで過ごしたい」という「意志」そして「生きがいをもつこと」

阿志賀さんは生前、自叙伝を書いておられ、それを本にして、ご自分の関わった方々に読んでもらいたいという想いがあり、動きのままならない人差し指で五年の歳月をかけて書き上げられ、見事に達成されました。

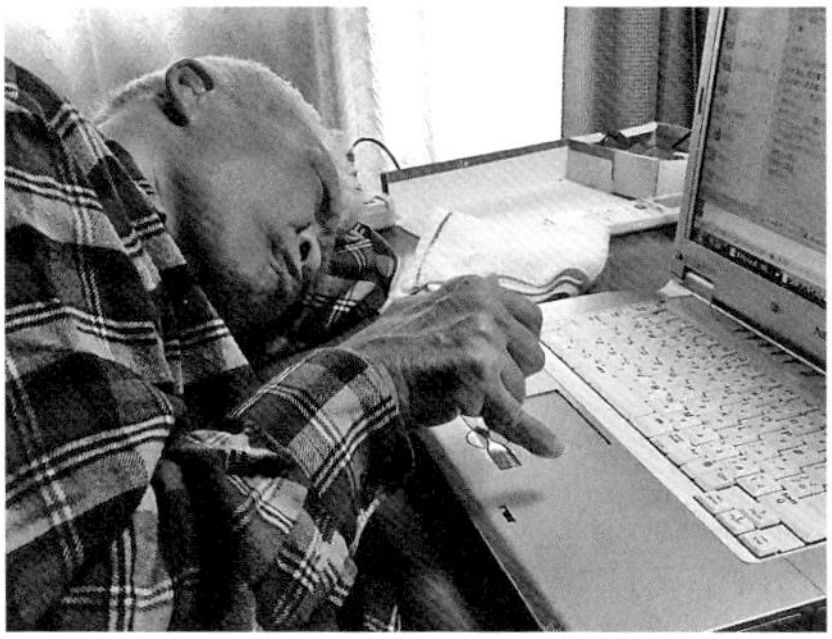
不自由な手でパソコンを打つ

ところがその後、目標がなくなったせいかこの先何をして生きていこうと落ち込んでしまいました。私はそんな阿志賀さんに、若い頃から趣味で詠んでおられた短歌を「もっとたくさん書いて本にしましょう」と提案しました。それからはまた、生き生きとパソコンに向かって短歌を記され、一緒に本作りの準備を始めていきました。

この頃から病が襲ってきましたが、阿志賀さんは病気の心配をされることは一度もなく、好きな短歌作りに没頭され、不自由な手で自由に言葉を紡ぎ出され、これまた見事に短歌集を達成されました。一首ご紹介させていただきます。

障害を　持ちて生き来し七十年　人々の愛　シャワーのごとく

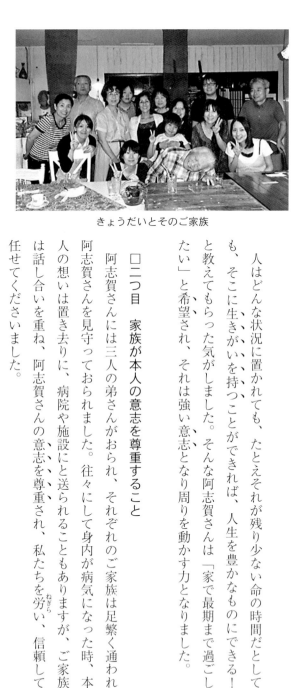

きょうだいとそのご家族

人はどんな状況に置かれても、たとえそれが残り少ない命の時間だとしても、そこに生きがいを持つことができれば、人生を豊かなものにできる！と教えてもらった気がしました。そんな阿志賀さんは「家で最期まで過ごしたい」と希望され、それは強い意志となり周りを動かす力となりました。

□二つ目　家族が本人の意志を尊重すること

阿志賀さんには三人の弟さんがおられ、それぞれのご家族は足繁く通われ、阿志賀さんを見守っておられました。往々にして身内が病気になった時、本人の想いは置き去りに、病院や施設にと送られることもありますが、ご家族は話し合いを重ね、阿志賀さんの意志を尊重され、私たちを労《ねぎら》い、信頼して任せてくださいました。

そのお陰で、阿志賀さんは安心してご自分の最期を決意することができたのだと思います。ありがたいことにご家族とは今でもいいお付き合いをさせていただいています。本日お話しすることも「何かの役に立つのであれば兄も喜んでいると思います」と背中を押してくださいました。

□三つ目　当事者の「生き方に合った」医師と看護師との出会い

阿志賀さんは二〇一七年頃から排便にかかる時間が長くなり、出血、血便が見られるようになり、聖マリア病院を受診、そこで直腸がんと診断され、同時に血液のがんも発覚しました。その頃、ソーシャルワーカーさんよりみどりの杜病院と八女筑後訪問看護ステーションを紹介され、そこで原口勝先生と訪問看護師さんとの出会いがありました。

担当してくださった原口先生は、血管が細くて点滴が難しいので、在宅で局所麻酔でカットダウンの処置をして点滴ルートを確保されたり、食事が摂れなくなった時の処方、痛みのコントロールなど、変化する病態に対応して的確な処置をしてくださいました。そればかりでなくベッドサイドでギターを弾いて歌をうたってくださったり、阿志賀さんの「自叙伝」や「短歌集」を読んで感想をくださったりと、患者と向き合う人間味溢れる方でした。お陰で阿志賀さんはがんの痛みを訴えられることはなく穏やかに過ごされました。

訪問看護師さんには、毎日の点滴と薬の管理など献身的に看護をしていただきました。下のお世話や時には散髪、髭剃りなど笑顔で阿志賀さんとの和やかな時間を届けていただきました。「何かあればいつでも電話してください」と言われることに絶大な安心感がありました。

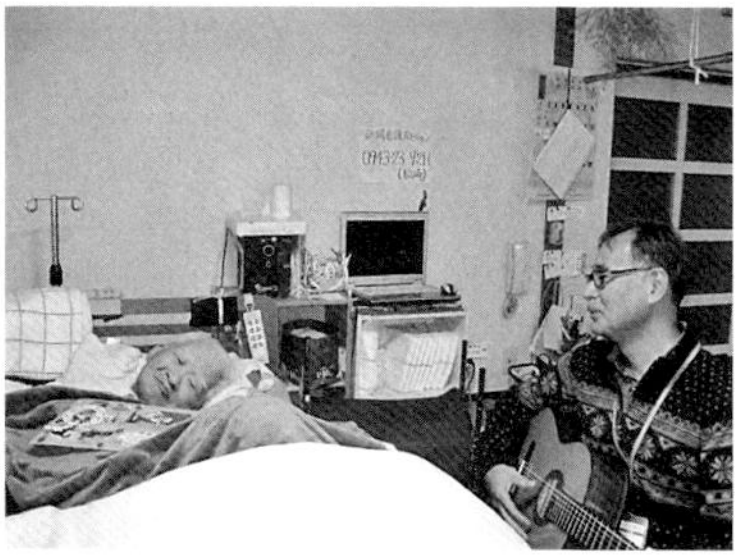

ベッドサイドでギターを弾く原口医師

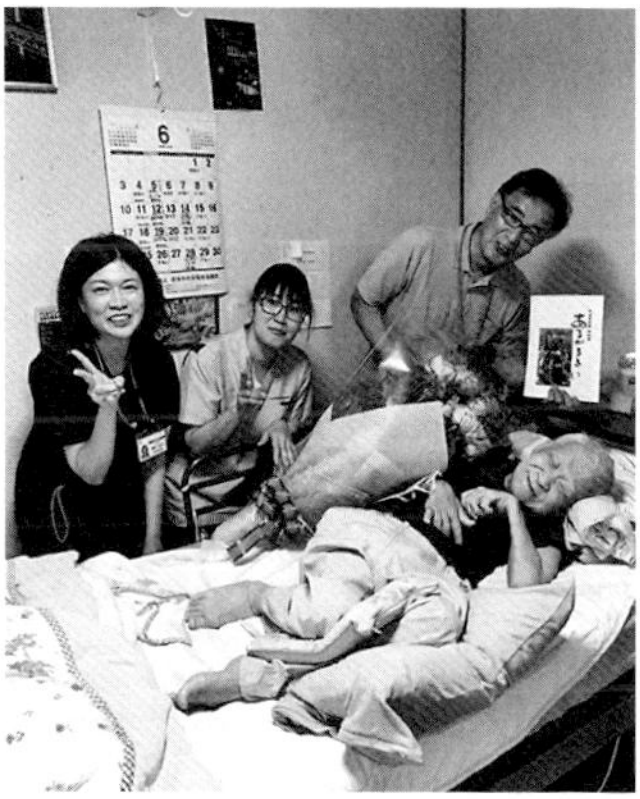

歌集出版を祝う看護師の國武さおりさんと酒井亜紀子さんと原口医師

□四つ目　自立支援事業所として「支援体制の構築」と「情報共有」の徹底

私の所属する障害者・高齢者の自立支援事業である「自立生活センターちくご」というのは冒頭でもお話ししたように阿志賀さんたち障害を持つ方が立ち上げられ、

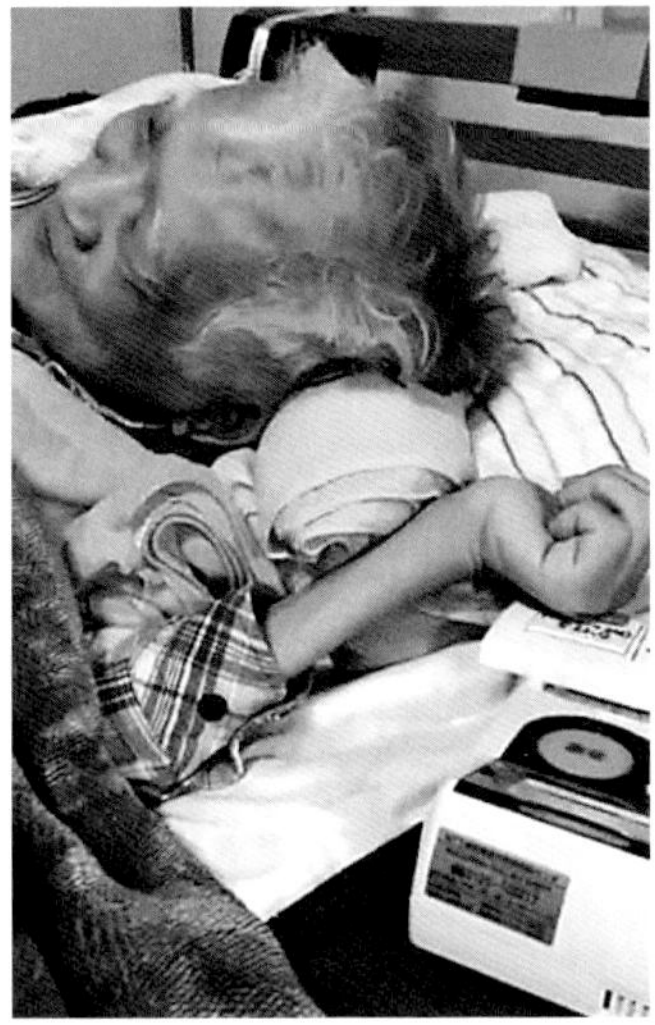

手の甲でタッチすればかかる電話

重度の障害があっても地域で自立生活を送るために必要なサービスを、障害者自身が提供する団体です。私はそこのヘルパーとして働いております。

私たちの事業所では利用者の方と話し合いを重ね、その方に応じた支援を試行錯誤しながら行ってきました。阿志賀さんが病気になって車椅子生活からベッドに横たわる生活になると、

①ベッドをヘルパーの目の届く部屋に移動
②電動ベッドや褥瘡防止のマットを取り入れる提案
③阿志賀さんが一人の時間がないようにシフトを組む
④弯曲した体を起こし、処方されたドリンクや好きな三ツ矢サイダーを飲むためのクッションの入れ方等の体勢の模索
⑤阿志賀さんの硬直した左手でも電話がかけられるように、ヘルパーが帰る時は必ず、左手の甲が当たる位置にタオルを置き電話の高さを整えて帰るという決め事
⑥手の甲が一度当たればセンターに連絡が行くように電話に工夫を凝らす
⑦朝、昼、夜と入ったヘルパーが阿志賀さんの清拭や検温、排尿排便の有無、飲量、服薬など身体の状態をノートに記し、訪問看護師さんから医師へと情報共有する
⑧二十四時間、誰かしら駆けつけられる体制を整え、たとえ夜中に手が電話に当たっただけでも駆けつける

このように四つの柱の連携がマッチ（合致）して、当事者、家族、医師と看護師、事業所の情報共有があり、支援体制の構築を行ったことで阿志賀さんの希望を叶えることができたように思います。

「寄り添う」ということ――私がヘルパーとして大切にしていること

阿志賀さんの障害になったことの一つに言語障害という「言葉の壁」がありました。手前味噌になりますが、みどりの杜病院に短期入院された時や、ふだんでも「言葉のいっちょん（全然）通じらんけん、でけん（通じないからダメだ）。ゆっこちゃん（川島）がおってくれると安心するばってん（いてくれたら安心するのに）」と口にされていました。自分の言いたいことや、やってほしいことが伝わらないもどかしさを思うと、いち早く伝えてあげたい！　それが私にできることだと、阿志賀さんの言葉をこれまで通り一言一句逃すまいと耳を傾けてきました。

言葉の問題で自分の気持ちを諦めてほしくなかったからです。そして、おしゃべりが好きな阿志賀さんと来る日も来る日も語り合いました。そのことで阿志賀さんの心に寄り添えたのかはわかりませんが、ありがたい言葉をたくさんいただきました。阿志賀さんの言葉を宝に、これからも利用者さんに寄り添えるヘルパーでありたいと思っています。

ある日、阿志賀さんから「ゆっこちゃんに会えてよかったと思う」と言われました。そして「ありがとう。阿志賀さん。私も会えてよかったと思う」と言葉を返しました。

阿志賀さんとは話しても話しても尽きることがなかったせいか「年を越せないかもしれません」という先生の宣告も二度ほど覆す奇跡を起こしてくださいました。しかし、そんな想いも虚しく闘病から二年目

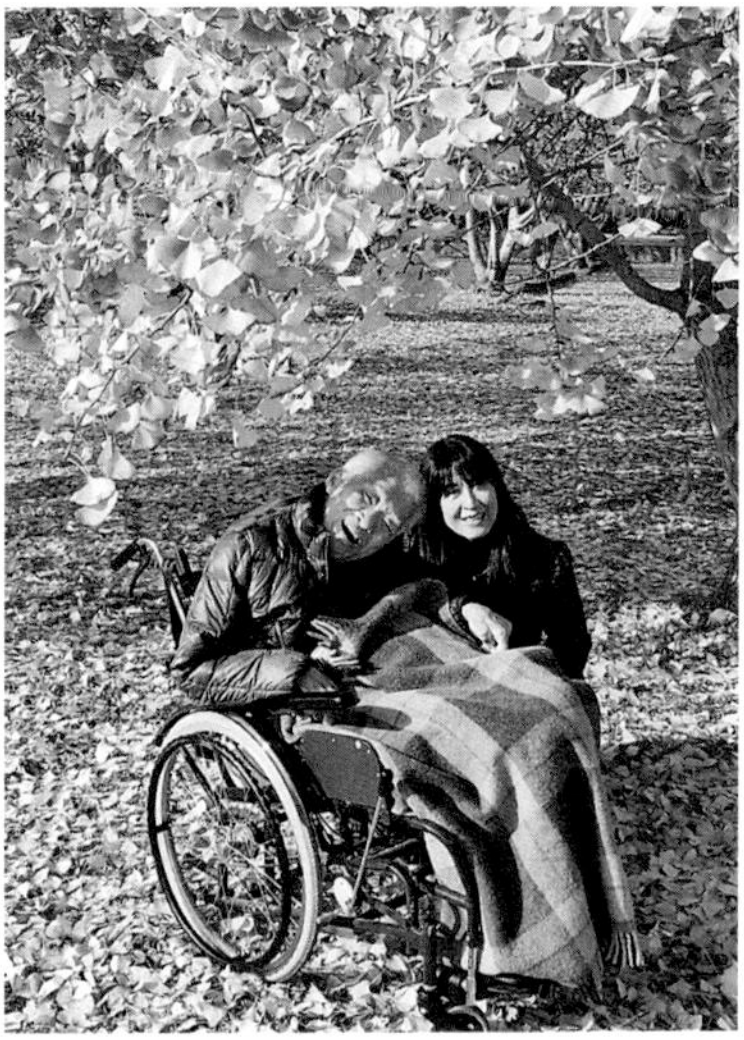

金色の葉を散らす銀杏の木の下で

の二〇一九年五月二十日、静かに息を引き取られました。

阿志賀さんは常々「延命治療」はしないと選択されていました。ですが、先生の臨終の言葉を聞く少し前に私は動揺し、看護師さんに「今、心臓マッサージをすれば生きられますよね」と訴えました。しかし「阿志賀さんは望まれなかったでしょう」と静かに首を振られました。

自分の「最期を決意」するということはこういうことなのだとその時初めて気付かされました。

そうして希望通りの最期を迎えられ、阿志賀さん自身が身をもって、周りのさまざまな支援があれば、たとえ重度の障害があっても、自分の家で命を終えることができると示してくださいました。

終わりに―私の願い

「希望の最期の迎え方」は人それぞれだと思いますが、阿志賀さんのご家族のように、できるだけその方の意思を尊重して、一緒に考え「自分で決める」という想いが叶えられる社会であってほしいなと思います。そして、決して戦争や災害、あるいは人の手で大切な命が奪われることがないような世の中になることを切に願っています。

訪問看護師として

八女筑後訪問看護ステーション主任　酒井　亜紀子

阿志賀さんは、脳性麻痺にて生活全般において介護が必要な状況でした。施設での生活を経て自立したいとの意思のもと、筑後市で独居生活を始め、ヘルパー支援を受けて日常生活を送りながらＮＰＯ法人を立ち上げて活動されていました。音楽をこよなく愛し、移動支援を利用し、コンサートやイベントなど、積極的に外出し、自宅では自叙伝や短歌を執筆されていました。

かかりつけ医を定期的に受診されていましたが、二〇一六年八月に血小板減少症を指摘されました。聖マリア病院を受診し骨髄異型性症候群の診断でした。二〇一七年四月に血便あり、直腸がんと診断されました。下血があり、貧血の進行をみとめ週に一回輸血を受けていました。気心の知れた友人やヘルパー支援を受けながら自宅での生活を続けていきたいという思いがあり、二〇一七年九月、訪問診療と訪問看護が介入開始となりました。

訪問看護が介入を開始した時は、下血、貧血による倦怠感、食欲減退、摂取量の低下をみとめ、指示に応じて週に三～四回点滴を行いました。徐々に嚥下障害が出現し、咽頭部へ分泌物が貯留し、吸引で対応することがありました。四肢の静脈が細く血管確保が困難となったため、主治医の原口先生が肘窩の皮静脈を切開（カットダウン）してカテーテルを挿入して、そこから点滴を行いました。

訪問開始から二カ月程経った二〇一七年十二月に病状が悪化しました。主治医から「飲み込みも難しくなっており、腎機能も低下しているので、今年いっぱいもつかどうかわかりません」との説明がありました。「言語障害もある中でさらに声が出しにくくなり、緊急時に電話では言葉をわかってもらえないのではないか」また、「拘縮が進行して、左手で電話のボタンが押せなかったらどうしよう」と、一人になる時間帯の不安を頻回に訴えられました。退出前には電話機の角度や肢位を細かに調整して直接ボタンを押してもらうなど何度も確認を行いました。

　病状は不安定ながらもヘルパーさんと嚥下訓練を行いながらエンシュア・H（経腸栄養剤）や飲料水、サイダーを摂取されるようになり、危篤状態は回避できました。

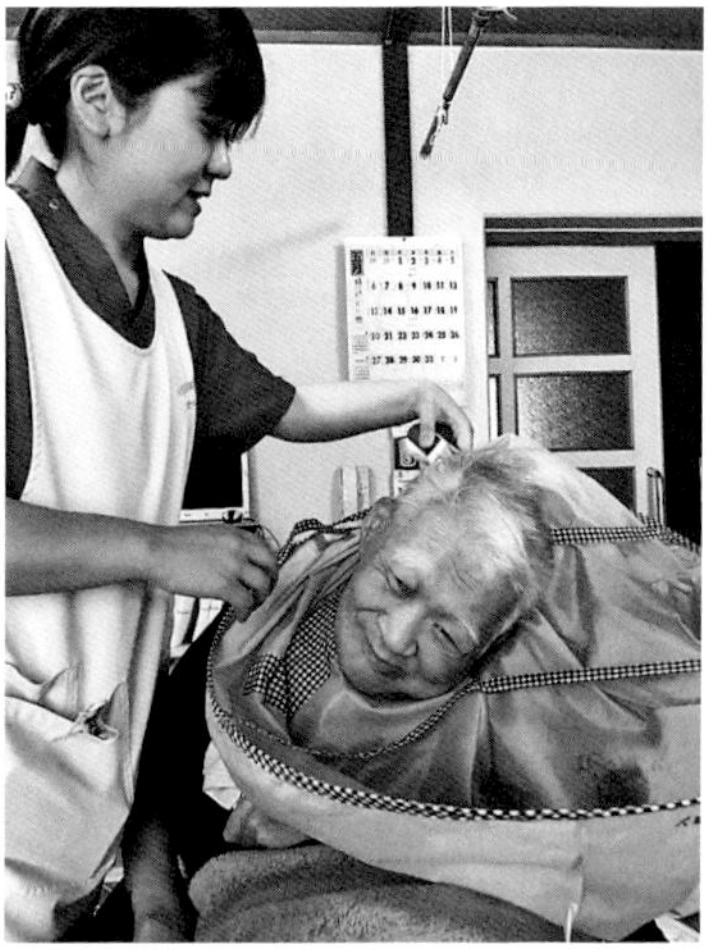

訪問看護師が上手に散髪

　点滴のためのカテーテルの感染が疑われたので、主治医が抜去しました。以後、点滴は希望されず、経口摂取だけで経過を見ました。在宅医療開始から半年経った二〇一八年三月に、一週間みどりの杜病院へ入院されましたが、慣れない環境や意思の疎通が困難なことから、再び家で過ごしたいとの思いが強く、自宅へ退院して在宅療養が再開しました。

　その後は発熱、下血の増加、倦怠感、頸部の筋拘縮による痛み、息苦しさなどの症状がみられましたが、そのつど指示による薬剤投与や、在宅酸素療法の導入や、体位の調整や傾聴することにより症状は緩和されました。点滴も再開されましたが、血管確保が困難となりました。誤嚥防止のため体位調整をしながら可能な限りでエンシュア・Hやサイダーの摂取介助を行いました。

　輸血のための受診も継続しながら療養生活を送られ、体調に応じてコンサートやみどりの杜病院のクリスマス会などのイベントや、ＮＰＯ法人の会議へも参加されました。

二〇一九年三月から、多量の下血をみとめるようになり、週に二～三回訪問するようになり、全身状態の観察、主治医への報告、清潔支援、筋緊張緩和のためのマッサージなどを行いました。徐々に傾眠傾向となり、二〇一九年五月二十日に最期の時を迎えられました。訪問開始当初、危篤状態と説明があってから一年半が経過していました。

阿志賀さんにとって大切だったことは、

①NPO法人の会議へ出席し、社会的役割を果たすこと
②大好きな音楽のコンサートやイベントに行くこと
③週一回輸血のため通院継続（その際に、大好きなおはぎを購入）
④執筆活動

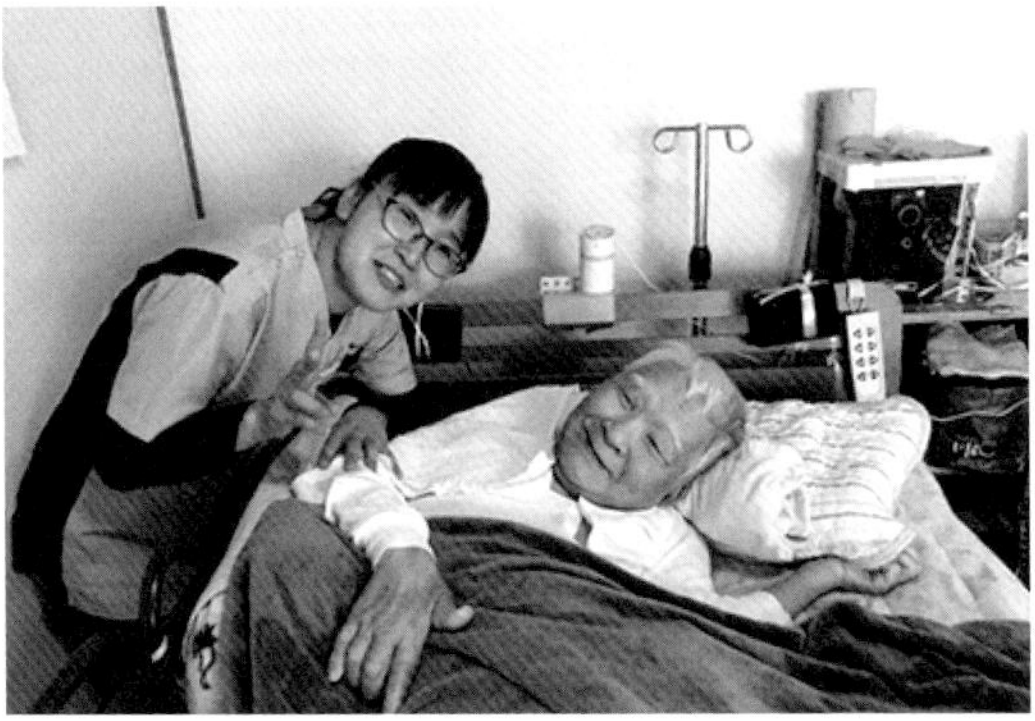

訪問看護師の酒井亜紀子さんと笑顔で

⑤身体介護は、同性介助を希望
⑥信頼しているヘルパーさんや知人と自宅で当たり前の時間を過ごすことでした。

ヘルパーさんは外出支援、執筆の支援を行いましたが、シャワーキャリーを使用した入浴介助や排泄支援は男性が担当されていました。訪問看護師は、排便コントロールや点滴などを、外出に影響しないように配慮して行いました。体調の管理や排泄の介助、部分洗浄や清拭や更衣を担当しました。ヘルパーさんの入浴や排泄支援は男性を求められましたが、訪問看護による排泄の介助や清拭等は女性であることにこだわられませんでした。

どうして全介助で独居の在宅ケアができたかをまとめると、

1．障害のある療養者と長年関わってきたヘルパーさんたちを支援チームの中心において、密に情報を共有し、状態に合わせて支援内容の検討を行い、それぞれが専門職としての役割を担っていたことだと思います。

2．病状変化のある中、一人で居る時間に不安を訴える療養者に対し、訪問時間や回数を調整し、緊急時の連携体制や二十四時間対応医療体制を確立することで療養者の安心感へとつながったと思います。

＊＊

阿志賀さんの事例は「福岡在宅ホスピスフェスタ2023」で発表したものをまとめたものです。その後、活発な意見の交換がありましたので、左記に一部を紹介します。

事例につづいて　ふくおか在宅ホスピスフェスタ2023より

二ノ坂（座長）　ご質問や感想などありませんか。

会場　川島さんにお尋ね。阿志賀さんはほとんど二十四時間ケアの態勢があったということでしたが、お一人だけで在宅におられたのはどのくらいですか。例えば夜間の何時頃とか。あと、実際にケアマネがケアプランを立てられたのか。

原口先生とも酒井さんとも、ものすごく皆さんの連携がとられていたけど、実際に担当者会議で顔を突き合わせた機会があったのか。その三点をお聞かせください。

川島　阿志賀さんのヘルパーの時間が長くとれたのは、「自立生活センターちくご」の独自の介助サービスというのがあって、自費で入られる時間があったんですね。それと阿志賀さんは生活保護を受けられていて、それの「他人介護」という時間を取得されていたためにヘルパーが長く入れました。

時間を割って話すと、朝が起きる八時から十時、それと十時から夕方五時、それから、本当は夕方六時からですけど、だんだん弱られてきて一人で過ごすのが危険で本人も不安だったので、夕方五時、六時から最後はお風呂までで、一時間単位で入ってたんですけど、先ほども言われたように男性がトイレとかお風呂介助に入る時間にして、私は昼間の十一時から午後五時、六時。また、聖マリアに通院し、輸血をされるようになったらすごく時間がかかるようになって、私はそのときは、朝からそれこそ帰ってくるのが夜の十時、十一時になっていました。それも「他人介護」がとれていたから入れたんだと思います。

もう一つは、担当者会議はしておりました。みどりの杜病院でもありましたし、それと自立生活センターちくごのほうで、先ほども写真にあった桜木さんという方と一緒に計画を立てて、どうしたらうまく阿志賀さんを介助できるかということで支援の話をずっとしていました。

会場　ありがとうございました。とても参考になりました。

二ノ坂　補足でお聞きしたいのは、阿志賀さんは介護保険や障がいのほう

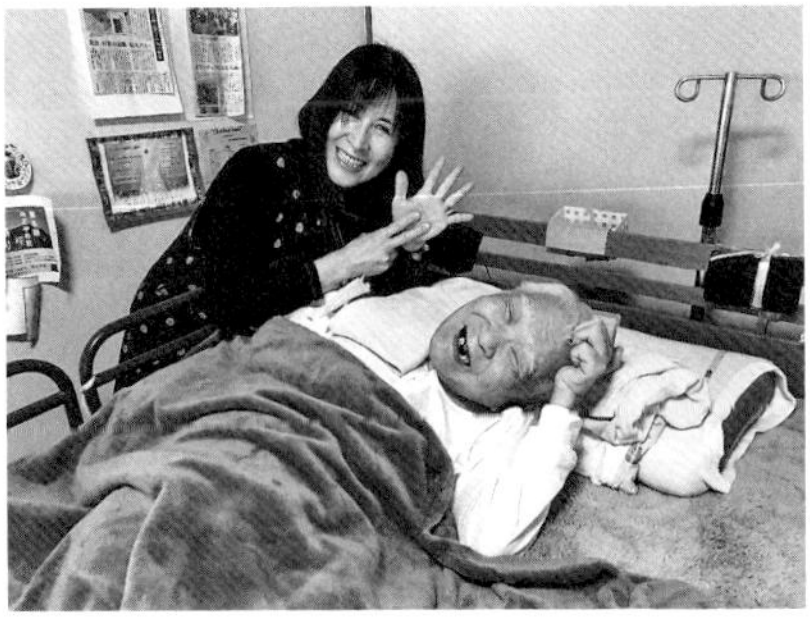

晩年の阿志賀さんと川島由紀子さん

からなどで制度的に保障されていたということですね。それは地域によって少し違うんじゃないかという気がするんですが、どうですか。

市町村の介護保険、医療保険というのは国の支援ですよね。あと地域によって足りない部分を補助したりとか。二十四時間みていくためにはそれなりの人手がいる。その人たちにお支払いするお金というのは当然必要になってくるわけで、そのへんが介護保険、医療保険、生活保護で賄えたのかなと。

川島　それだけではなくて、それこそ自費の部分も大きかったと思います。

二ノ坂　ありがとうございました。お三方から追加したい発言などないですか。

川島　阿志賀さんは言語障害があって会話が難しいんですけど、私も阿志賀さんと話したくて、阿志賀さんも人と話したいという気持ちが大きかったので、最後は阿志賀さんが話す言葉を絶対録っておこうとずっと携帯を置いていました（録音テープを会場に流す）。そうしたらこんなうれしい言葉を言ってくださったので、私もこれからも利用者さんに寄り添っていければ、こんなありがたい言葉をいただけるんだと思って、これからもがんばりたいと思っております。

原口　かわいく歳をとらないといけないなと思いました。この方は、その生き様を見ると、みんなが何かをしてあげたくなるというか、お節介を焼きたくなる人柄だったので、そういうふうになれば、いろんな人がお世話をしてくれるなと感じました。

酒井　阿志賀さんは、言葉は聞き取りにくいながらも意思表示はしっかりされていたように思います。自分がどういうふうに過ごしていきたいか、しっかりと伝えていただいていました。それを皆さんが連携してできたことで、穏やかな表情で毎日を過ごされていたと思います。

二ノ坂　医者、ヘルパーさん、看護師さんに報告してもらいましたが、私たちがよく医学会で発表するときの病歴の語り方と全然違うなと思いました。医師だと、もともと脳性麻痺があってこういう病気を発症しました云々……でいくと思うんです、医学的な。でも、この方にとっては生まれたときからの脳性麻痺、それでずっと育ってきて、いろんな支援を受けていくなかで病気が発症した。その医学的な病歴と生活の歴史というのは、見えるものが違うなという気がしました。それが大事なんだなと思いました。

最後のほうで、訪問看護師の酒井さんから話された「何を大事にしたいと思っているか」の中にあった、ＮＰＯ法人の会合に出ることとかコンサートとかおはぎとか執筆とか、本人が何を大事にしてきたのかをしっかりと受け止めていくというのは、大切なことだなと改めて思いました。

〈ディスカッション〉

二ノ坂　まず最初に、「もうちょっとこうすればよかったな」というのがなかったか、というのをお聞きしたいと思います。ここはこうしたらよかったなというところがあれば……。

川島　阿志賀さんとはそれこそもう四十年弱になります。ここはこうしたらよかったかなというのを考えましたが、どう考えても、もう、すばらしいホスピスの緩和ケアの先生に出会ったこと、看護師さんに出会ったこと、それとうちの事務所のスタッフの采配ですかね、それでまわせたことが最高でした。

二ノ坂　ありがとうございます。ベストメンバーによるチームができたということですよね。おそらくその基盤になったのは、川島さんをはじめ自立生活センターちくごの皆さんのサポートと、それまでの積み重ねてきた実績があったんだろうなと思います。

どうでしょうか、訪問看護師さんから見て、そのへんは。

酒井　阿志賀さんを中心に、先ほども言われたように長年そばに付き添われてきたヘルパーさんやご家族を中心にやりとりをさせていただいてきました。誰がどうこうというよりも、そこが発信となって、みんなが円陣を組んでいたという形をとっていたように思います。

訪問看護師としては、とにかくお体の状態をみて少しでもご本人の苦痛がないことを一番に考えていますので、適宜、原口先生に連絡を入れながら、そのつどできるだけ早く対処するようにということで対応してきました。

原口　医師の役割として大事なのは二つと思っています。

一つは、症状をコントロールすること。痛みとか苦痛に感じていること、この方は便通の調節がありましたが、そういう不快な症状を和らげることですね。必要な薬もありましたし。あとは身のまわりのお世話やポジショニングなどは看護師さんやヘルパーさんがしてくださいました。

もう一つは、これからどうなっていくかということを、できるだけチームの中で共有することだと思います。先ほど川島さんの発表の中で、「危篤と言ってから二回克服した」という言葉がありましたけど、直腸がんから出血して急に血圧が下がったら、あと数日と思うんですね。だから、「そのつもりで、みんなでみていきましょう」と確認しました。そういうときに不思議とまた復活されたから「二回復活」と言われましたけど、そのときに「最後のときはお家で、みんなで看取りをするということでいいですかね」ということを確認しました。携わるヘルパーさんや訪問看護師さんたち、それからご家族も含めて、「自宅で協力してみていきましょう」という意思確認ができた。そういうふうに何かあったときに繰り返し確認をしていったことが大事ではなかったかと感じています。

二ノ坂　私はこの事例をうかがって感銘を受け、いろいろと感じました。まずは本人の意思ですね。強い意思があったということがすごいですよね。おそらく生まれつきの脳性麻痺という条件のなかで過ごされてきたということが、彼自身の精神を鍛えたんじゃないかなと思いました。

それから、家族の存在が大きかったなと。写真を見たらすごくいいと思いました。そして当事者の生き方に合った医者や看護師と会ったということ。そして支援体制と情報交換・情報共有。これら四つの柱があったということだなと思いました。

ボランティアの話が出ましたが、地域のなかで専門職だけではない人たちも関わる。あるいは専門職プラスアルファが関わることができれば違ってくるのかなと思いながら、そのへんをうかがえたらと思いますが。

川島　昔はそれこそ阿志賀さんが一人暮らしのときは、まだヘルパーの制度がなくて、ほとんど我々はボランティアで入っていたんですね。その日暮らしというか、その日ご飯をつくる人を電話で探すというボランティアの形をとっていたんです。制度が整ってからはボランティアが入ることはなかったんですが、例えば自叙伝とか短歌集を作るときは、阿志賀さんは皆さんに愛されていたので、今までのボランティア仲間が一緒になって、題字を書いてくださったりとか、阿志賀さんができない印刷の交渉とかをすべてしてくださいました。

だからケアの面でのボランティアはもうなくて、すべて有償でやっておりました。ご家族のご協力というか、私たちを信頼してくださる気持ちがすごく強かったので、私たちもご家族に遠慮することなく、ではありませんが、ご家族も私たちを信頼して阿志賀さんのことを見守ってくださったので、大変私たちには力になりました。阿志賀さんにもっともっと長生きして元気に過ごしていってもらいたいという気持ちがすごく強くなりました。

原口　八女筑後地域には在宅ホスピスボランティアというのがまだなくて、今年度からなんとかそれを導入したいと思っています。今日の会場にはボランティアの方たちが参加されていますけど、これまでの養成講座とか、皆さんのいろんな活動状況を知ることができました。

ただ、われわれの場合は、いきなり在宅ボランティアを養成するというのもちょっと難しいところがあるんですが、ホスピス（みどりの杜病院）そのものに結構な数のボランティアさんがいて、傾聴ボランティアやお話し相手、環境整備とか、病院ボランティアの方たちの中で希望を募って在宅に行っていただくようなことを始めようと思ってます。養成講座は病院内でできますし、みどりの杜病院という組織がバックアップする形だと、皆さんが安心して在宅に行けるんじゃないかと思っています。

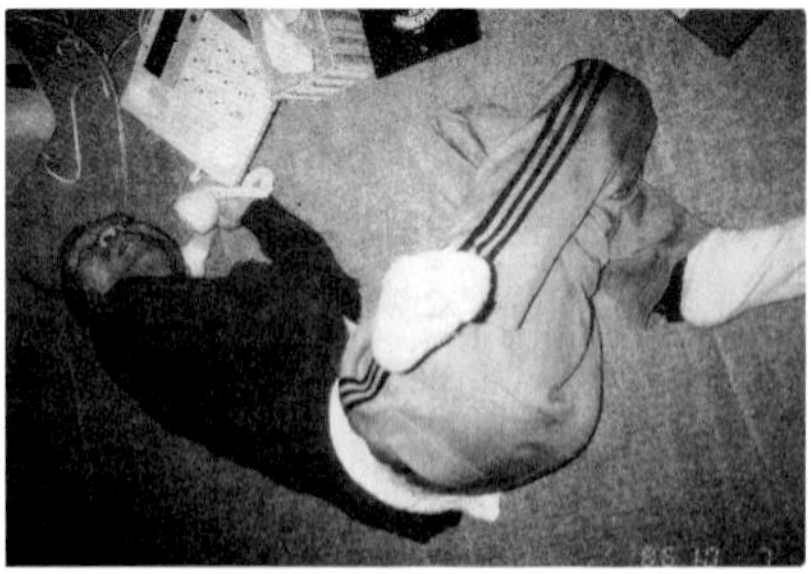

電話をかけまくって介助者を探す阿志賀さん。
1986年10月

ホスピスへの入退院が十一回、知的障害はあっても、がんにかかっても長く自宅で過ごせた事例

みどりの杜病院　上野　裕了、原口　勝

北川将太さんは、ダウン症児でしたが、二十一歳ごろから頭部に腫瘤ができ、徐々に大きくなって、二十六歳で頭部血管肉腫と診断されました。当時、両親、長兄、次兄、祖母と同居していました。母親は看護師です。

日中は居間であぐらをかいて座り、一人で人形と遊んだり、アニメのＤＶＤを観たり、ＮＨＫ Ｅテレを観て過ごしていました。排泄時は家族の介助で手引き歩行にてトイレに移動していましたが、入浴もシャワー浴も拒否していたため、家族が時々清拭をしていました。就寝時は寝室に移動しましたが、頭部を枕に付けることを拒み、坐位で前屈した姿勢で眠っていました。

二〇一六年三月、二十六歳になった頃に、頭部の腫瘤が自壊して出血が生じたため、Ｓ病院に緊急入院となりました。腫瘍切除術が施行されましたが、植皮困難で術後は創面が露出した状態となりました。病理診断は血管肉腫でした。抗がん治療目的で大学病院を紹介されましたが、ダウン症による知的障害のため放射線療法や化学療法が困難と判断され、緩和治療の方針となりました。輸血と創処置が行われて退院しましたが、本人が通院を拒否するとともに自宅での処置も拒否したため、局所は放置状態でした。

二〇一七年五月、再度腫瘤から出血を認め、疼痛を伴い、ショック状態でS病院へ救急搬送されました。局所は感染し、数十匹のウジを認めました。輸血と抗生剤投与と創処置で全身状態が改善したので、自宅へ退院となりました。

同年七月、訪問看護と往診が開始となりましたが、本人の拒否によって自宅で処置を行うことが困難でした。そこでS病院で病変部の切除と遊離皮弁による再建術が計画され入院となりました。末梢静脈路の確保が困難であったため、全身麻酔下で右鎖骨下にCVポートが留置されました。CVポートは、二〜三センチの小型円盤状のタンクとカテーテルからできています。タンクを皮下に埋め込んでしまえば、そこに皮膚を通して専用の注射針を刺して薬液を入れることで、カテーテルを通して静脈内に薬液が流れていきます。

処置時の興奮に対しては精神安定剤（ジアゼパム錠）が開始となり、鎮痛薬（ロキソプロフェンNa錠、トラマドール塩酸塩錠、レスキュー：疼痛時頓用としてモルヒネ塩酸塩水和物液）が処方されました。その後、腫瘍を切除する手術は家族が希望せず、同年八月、自宅へ退院となりました。

退院時にみどりの杜病院に依頼があり、訪問診療を開始しました。自宅を訪ねると、将太さんは居間にあぐらをかいた姿勢で座っていました。質問や提案に対して、受け入れるときは「ウン」と頷いて、拒絶するときは手で押しのけて意思を示してくれました。またこの時は、胸腹部や四肢の触診や胸部の聴診には応じてくれましたが、頭部を触ろうとすると拒否して処置を行えませんでした。

それでも二回目の訪問時は、頭部の包帯とガーゼを外すことができました。被われたガーゼに淡い血性の浸出液の付着あり、頭頂部に約一〇センチ径の辺縁不整の円形の隆起した腫瘤を認め、表面は凹凸不整

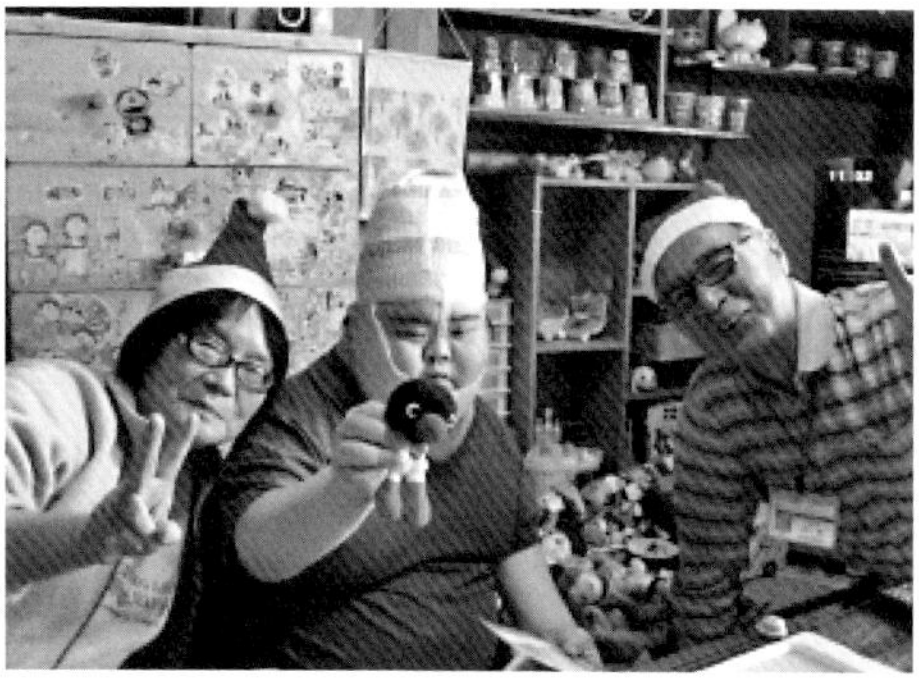
クリスマスを自宅で祝う将太さんとお母さん、原口医師

で一部に血液の付着と痂疲形成がありました。処置するときは、坐位で前屈した姿勢をとってもらい、目に入らないように被覆して、微温湯で洗浄し、白糖・ポビドンヨード配合軟膏を貼付してガーゼをあて包帯を巻いてネットを被せました。将太さんは頭部が痛い時は手で頭を軽く叩く動作で訴えていました。痛みに対してはレスキューのモルヒネ塩酸塩水和物液の内服で緩和されていました。

食事は偏食でしたが、摂取できていました。頭部の処置を受け入れることもあれば、拒否して暴れることもあり、そのため、以後の処置は本人が同意した日にのみ両親によって行われました。

二〇一七年九月、S病院を受診した際の検査でHb6.7g/dlと貧血を認め、みどりの杜病院に輸血の依頼がありました。訪問診療時には活気がなく、食欲が低下していました。家族が輸血を希望されたので、採血を行うためにCVポートを穿刺《せんし》しましたが、本人が抵抗し、自宅での採血や輸血は困難と判断しました。

家族から入院して輸血を行えないかとの相談があり、当院に短期入院してもらい輸血を行うことになり一週間後に初回入院となりました。将太さんは傾眠状態でしたが、針をポートに刺す時は強い抵抗が見られ、父親・次兄・スタッフで上体と上肢を抑えて採血しなければなりませんでした。そのような状況でしたが、ポート針の刺入後は抵抗はなく、入院二日目と三日目に赤血球濃厚液二単位ずつ輸血することができ、輸血後は活気が戻り、食事摂取も良好となりました。

創部洗浄は将太さんの協力が得られるようになり、内服は拒否なく行えていました。自宅では爪切りと入浴と散髪は困難でしたが、入院中は前日に爪

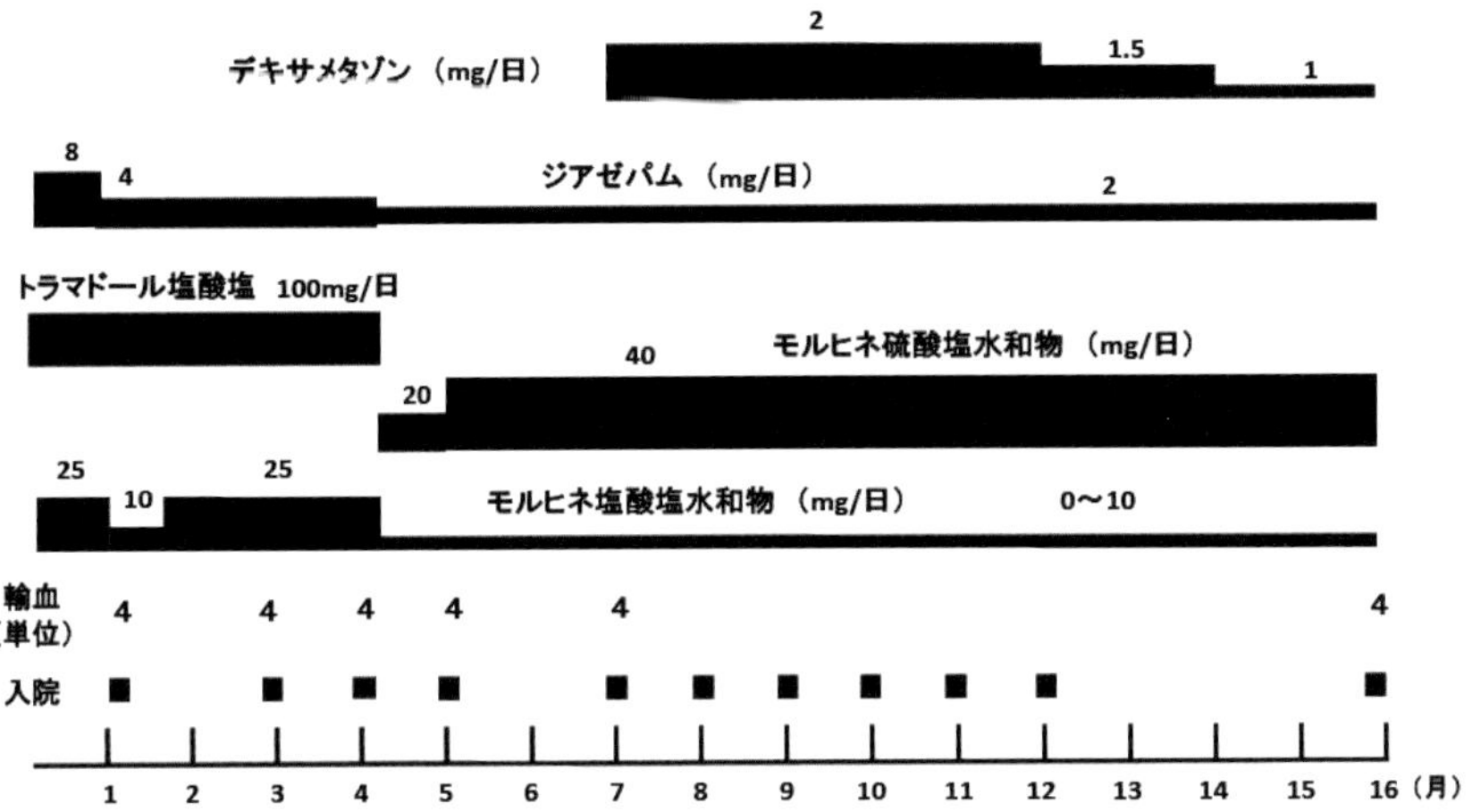

図 14　訪問診療と入院を通して北川将太さんの治療経過

切りと入浴を行うことを説明し、約束しておくと、抵抗はあるものの比較的スムーズに受け入れられ、機械浴を行うことができました。将太さんは髪を切ることを極端に怖がっていたため、はさみを見せないようにして、背後から父親が短時間で散髪されました。一日四回内服していたジアゼパム錠は一日二回に減量し、入院四日目に副作用がないことを確認して退院。将太さんは機嫌よく、病院スタッフに手を振って笑顔で帰宅されました。

以後、訪問診療は毎週一回継続し、みどりの杜病院には月一回、二泊三日で入院、血液検査と清潔処置を行いました（図14）。合成副腎皮質ホルモンのデキサメタゾンを内服するようになり、食事量が増え、貧血が進みにくくなりました。

二〇一八年十二月、クリスマス会の案内をしたところ、入院を希望され、それが十一回目の入院となりました。血液検査でHb6.1g/dlと貧血を認め、赤血球輸血を準備しました。その夜、頭部腫瘍が自壊して出血が始まったため希釈アドレナリンをガーゼに含ませて圧迫止血を行い、翌日輸血を開始しましたが、血圧低下、末梢のチアノーゼが出現し、意識レベルの低下がみられました。両親の希望によって輸血を継続しましたが、翌々日、永眠されました。将太さんは二十八歳でした。

ダウン症に伴う知的発達の遅れの幅は大きく、境界域から最重度にまで及びますが、成人した時点では三～四歳児程度がもっとも多く見られます。言語での意思疎通が困難な場合も、ジェスチャーや絵カードの使用など視覚情報を併用することである程度の理解や意思表示ができることも多いようです[1]。当症例では発語はありませんでしたが、ジェスチャーを加えることで日常会話はほぼ理解できていたと思われます。あらかじめわかっている事は比較的スムーズに対応できましたが、突然の処置、予定の変更、などは、頑として受け入れを拒否しました。大切なことはわかりやすく何度も伝え直すこと、環境が変化するときはゆっくりと慣れるまで時間をかけていくことが必要です。

知的障害を伴う卵巣がん患者の難治性腹水に対して腹腔穿刺を行うまでに、訪問看護師が腹部超音波検査の様子を患者と母親に繰り返しみせることで患者の不安を軽減したという報告があります[2]。コミュニケーションを繰り返すことで医療従事者に対する信頼感を感じるようになることが、患者の安心につながっています。

みどりの杜病院では入院にあたって、父親が二十四時間付き添い、関わるスタッフをできるだけ固定化しました。本人の気持ちに配慮し、本人にも選択肢を与え、あらかじめ本人に説明しながら計画的に処置やケアを行いました。例えば、お風呂はいつ入るのか、爪はいつ切るのか、など意思を確認し、約束することで必要な清潔ケアが可能となりました。採血やポート針の刺入時は、リドカインテープを貼付したり、好きなアニメのビデオを見せたりしました。嫌がって抵抗はしたものの、最後のほうは強い抵抗で暴れることはなくなりました。

また、入院中はオピオイドの変更や鎮静剤の減量、嘔吐などの症状にあわせたステロイドの導入といった薬剤調整が容易となりました。両親の不安も減じることができたと思われ、入院中は本人・家族ともに笑顔が多く見られました。また、自宅では外出する機会がなかったため、訪問診療・訪問看護など医療スタッフの自宅訪問や当院への定期的な入院は、本人にとって唯一の家族以外の他者との交流の場となっていました。退院時は家族で本人の好きな外食にでかけるなど、楽しみも組み込まれていました。入退院を繰り返すうちに本人が拒否せず、次第に進んで入院する様子が見られていたことは、本人にとっても、生活を支える日常として肯定的に受け入れられていたと思われます。また、偶然でしたが、最期は当院で出血死を迎えたことは、自宅でその場面を迎えるよりも同居する家族の動揺が少なく、幸いであったと推察されます。

ダウン症による知的障害のために輸血や身体の保清などの本人が嫌がるケアに対して、ホスピスへの短期入院を繰り返すことでそれらを可能にし、より適切に症状マネジメントを行うことができ、自宅療養が長期に継続できた症例を経験しました。在宅療養とホスピスの間で行き来できる体制の構築は、知的障害を有する患者においてもケアの幅が広がり質を向上させ、有用であると思われます。

参考文献

1）石切山敏、「ダウン症候群（21トリソミー・trisomy21）とは」『ダウン症のすべて』諏訪まゆみ 編　中外医学社　東京　2018: 2-14

2）首藤真理子、渡邉淳子　知的障害を伴う卵巣がん患者に対し、医療従事者と家族が協力し患者が安心できる在宅療養環境をつくることで難治性腹水に対する腹腔穿刺が可能となり、長期在宅療養が可能となった1例。がん患者と対症療法　2011 年 ;22(2):81-85

「ありがとう、おじいちゃん」

大学一年生　重野　正和

二〇二〇年五月十三日の未明、呼びかける私の目の前で祖父は亡くなった。同居の身内が亡くなるという経験が初めてだったためか、その光景を受け入れることができず、胸が締め付けられる思いで祖父を見送った。

祖父はその前年の暮れに転倒して左大腿骨を骨折し緊急入院した。手術後は懸命にリハビリに励み、あと一歩で退院という時に誤嚥性肺炎を発症してしまい体調が悪化した。受験生の私は祖父の体調を案じながらも、とにかく受験をやり抜くことに心を集中しようと決意した。大学受験を無事に終えた三月、コロナ禍の中で祖父の面会に行った私はインターネットの合格発表で自分の受験番号を見つけ、祖父と手を取り合って喜んだ。「偉かったねえ。よう頑張ったね！」と手を握りしめて祖父が喜んでくれた。晴れ晴れしい気持ちで新しい土地での大学生活に胸を躍らせていたが、コロナ禍で大学の入学式もなく結局、自宅でオンライン授業での大学生活スタートとなった。

しかしながら、思えば私にとってはコロナ禍であったことが幸いして祖父に寄り添う時間が持て、家族と共に在宅介護に向き合うことができた。

祖父は私が小学校六年生の時に脳梗塞で倒れ次第に視力のほとんども失うも、家業である農業や自分の仕事に信念を持って懸命に努力していた。その姿は家族に励ましと勇気を与えてくれていた。今度は祖父のために自分にできることをしたかった。

「家に帰りたい」と言い続ける祖父にこたえて病院の先生方からお力添えをいただいたおかげで、三月二十五日に自宅に戻れることになった。祖父に帰宅できることを告げると、「そうね、帰れるね」と喜び日に日に顔が紅潮してきて体調がよくなり、それまで酸素吸入していたマスクも外れて自宅に帰ってきた。希望を持つことがこんなに奇跡を起こすのだと祖父が証明したようだった。

それから家族総出で祖父を介護する日が始まった。入院中もそうしていたように祖父の体調が良いときは、私は古典の物語や時事問題の話などをしながら脚のリハビリをした。また、祖父が興味がありそうな新聞記事をベッドの傍らで読んで聞かせて意見をやりとりしたりした。その時の祖父は辛そうでありながらも私の話を聞きながら眠ったり、微笑んだりして今思い出しても祖父の在宅介護生活の中での穏やかな幸せに満ちた時間だったと思う。

しかし、そのような時間は長くは続かず、ついにその時が来てしまった。いつものように眠っているような祖父のそばで兄と私が笑いながら話をしていると突然、祖父が大きな声を出しその状態はみるみるうちに悪化し、そして生涯ずっと暮らしてきたこの家で、家族が見守る中で最期の時を迎えた。

私はその時、祖父に最後の言葉を何も言うことが出来なかった。声が出てこなかった。

そのまま朝になって御通夜、葬儀が終わり一つ一つ法要が済み、しばらくして私は家を出て大学の近くで一人暮らしを始めた。そして新しい大学生活を過ごすうち、私はあの時祖父に何と声をかければ良かったのか、何を言いたかったのか段々と心にひとつのことが浮かんできた。

ただ、「ありがとう」の一言が言いたかったのだ。祖父の目が見えているころは朝からよくテレビのチャンネルの奪い合いをしたり、お互い大好きな甘いものを一緒に食べたり、入院中も「頑張れ」

と勉学の応援をしてくれたり、私の成長の思い出の数々に祖父はいつもそばに居てくれた。あの時何も言うことは出来なかったが、今は帰省するたび「見守ってくれてありがとう。これからもよろしくね」と必ず手を合わせている。

祖父は偉大な人であった。家族や地域の人たちのために心を砕き力を傾け、並大抵のことでは折れない強い心を持っていた。その背中は病気を患おうと私にはとても大きく見えた。そして今でも家族、私の胸の中で思い出や言葉となって生きている気がする。

いつもありがとう。これからもよろしく、おじいちゃん。

（重野正敏の孫　当時十八歳）

八女筑後の方言 - 2

方　言	意　味	例　文
おなかし	仰向け、仰臥位	
おろ	あまり・・・でない	おろ痛か →　あまり痛くない
おろたえる	あせる	
おろよか	あまり良くない	
かたぐる	担ぐ	
かせする	手伝う	
かてる	加える	
かつるる・かつれる	飢える	
かばしか	良いにおい	
からう	背負う	
がらるる	叱られる	
かんめなし	おかまいなし	
きしょくの　わるか	身体の調子が悪い、気分がすぐれない　きみわるい	
ぎゃん	とても	
きやすか	たやすい	
ぎゅった	輪ゴム、紐ゴム	
ぎょーらしか	おおげさだ、仰々しい	
くだる	下痢をする	腹のくだる
くーっと	憂うつに	
ぐらぐらこく	頭にくる、腹が立つ	
ぐらりする	落胆する	
げさっか	下品だ	
けわし・けわしか	いそがしい	
こー痛か	とても痛い	
ここんにき	このあたり	
こしこ	これだけ	
こずく	咳をする（特に、小さな咳を連続で）	
こそばいか	くすぐったい	
ごたい	身体全体	

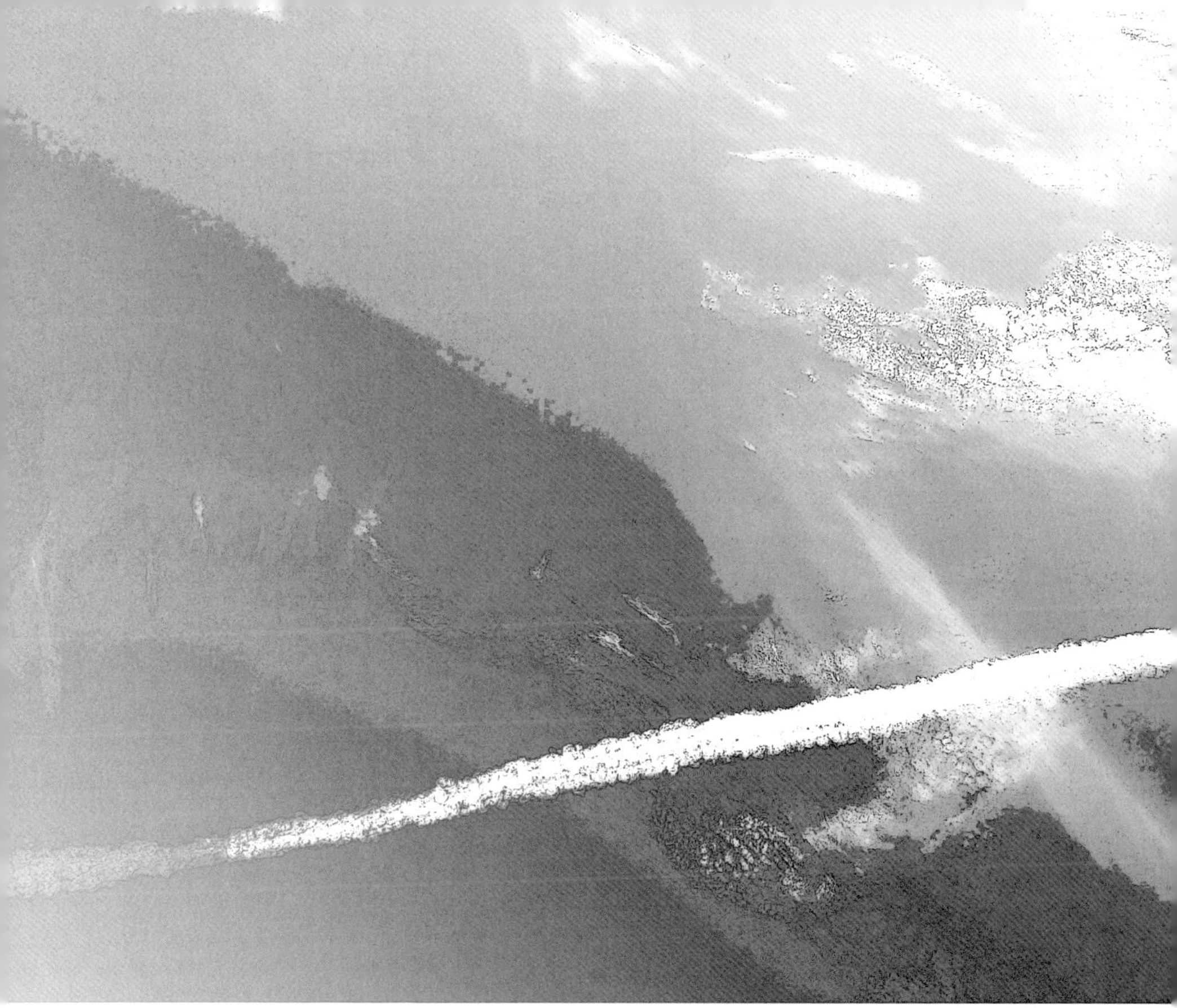

メディカルヴィレッジを
支える人たち

〈座談会〉地域を考える　医療と介護の連携でできること

社会福祉法人八女福祉会理事長　松尾　宗敏
一社）八女筑後医師会八女筑後訪問看護ステーション管理者　松﨑　里恵
一社）八女筑後医師会　在宅医療介護連携室室長　宮原　文子
公立八女総合病院緩和ケア推進センター　池末いづみ
みどりの杜病院院長　原口　勝

医療と介護の連携

原口勝　「メディカルヴィレッジ」という言葉があります。これは樋野《ひの》興夫《おきお》先生が提唱されて、がんなどの病を抱えた患者さんやそのご家族が最後まで安心して暮らすことのできる場所を地域に創り出すことを目的として創設されました。そのなかに「他職種との連携」という文言がありますが、メディカルヴィレッジを実現するためには医療、看護、介護の専門職を中心としたチームが欠かせないということです。それを踏まえた地域づくりをしようと、これまで二回メディカルヴィレッジ学会を八女で開催しました（第三回　二〇二〇年十月二十四日、第五回　二〇二二年十月二十二日）。

今日は地域医療、そして介護に熱い思いをもっている方に集まっていただきました。皆さんが課題と思っていること、こうあったらいいなということを出していただいて、それが実現するような地域のあり方を探ろうと思っています。

みどりの杜病院は独立型ホスピスで主にがん患者さんを診ていて、八女筑後医療圏では大体年間五白人くらいの方ががんで亡くなっていますが、その五〇％を看取っています。在宅看取り率もかなり高くなっています（二六ページ参照）。それは、これまでに八女筑後地域の訪問看護ステーションにご協力をいただいたお陰です。

いま、ホスピスや在宅医療ということではかなり充実してきたと思いますが、一方で、介護の面では、私自身はあまり知識がありませんでした。最近、八女の里の松尾さんとは介護についてお話しする機会を得て、人手不足のことやケアマネジャーさんのこと、ヘルパーさんの温度差など介護の問題点がいろいろあることがわかってきました。

医療と介護が共有する土壌の中で協力を

松尾宗敏　私は老人ホームの理事長をしていますので、一見、在宅医療とは関係ないように思われるのですが、じつは私たちは社会福祉法人として在宅へ行くホームヘルパー——医療のほうでは訪問看護師さんです——を死守しています。ホームヘルパーの事業所は大小いろいろありますが、今どんどん廃業しています。ヘルパーのなり手がないんです。報酬の問題などいろいろ理由があるようですが、基本的には採算がとれないからと言っています。

いま、八女市のなかで働くヘルパーさんのほとんどがサ高住（サービス高齢者住宅）とか住宅型有料老人ホームの職員で、在宅にはほとんど行ってない。本当に在宅に行くヘルパーステーションは八女市では五本の指に足らないくらい少ない。そのなかでうち（八女の里ヘルパーステーション）が一番多くて、常勤・非常勤含めて約二十人弱のヘルパーさんが訪問介護を続けています。

私はうちの法人のなかで、「最後の一人になっても、うちはホームヘルパーをやめないよ」と明言しています。うちが閉じたらこの地域で在宅でお世話するということはほとんどできなくなってくると考えているからです。介護保険が施行される前は、社会福祉協議会が一手に引き受けて、ヘルパーは社協が行くものと思われていたその時代に、私たちは八女市のなかでホームヘルパーを始めました。

今日ここに来てお話ししたいのは、看護と介護の共有する土壌のなかで互いに協力関係をつくっていくということです。

福祉が対象とする人には所得が高い人はあまりいません。一割の負担ですが、少しでも負担を減らすようにうちを使ってもらうことを考えています。例えば自宅でお風呂に入るのに、費用の面からすると、訪問介護が行くと安く入れる。訪問看護が行くと高くなります。入浴で本当に看護が必要な人、付け替え（創部のガーゼ交換）があったり褥瘡があったりという人は訪問看護にお願いしますが、介護が行けるところは介護を使う。入浴介護は正看・准看を問いませんが、うちは施設の看護師が行っていますし、あとは介護職員が三名行っています。八女の里ヘルパーステーションではがん末期の人もお風呂に入れています。訪問看護から依頼がくると通常週に何回かお風呂に入ってもらうんですが、末期の方の場合は二、三回でお亡くなりになることが多くなります。でもぎりぎりまでお風呂に入れるというのは、すごく幸せなことだと思っています。

「地域連携」という言葉を聞いてきましたが、実際は介護と医療が連携できる場面は少ないというのが四十年間仕事をしてきて思うことです。

原口先生は地域医療を推進されており、うちの嘱託医の岩田先生（つむぐクリニック　岩田悠希院長）も原口先生をとても尊敬しておられ地域医療がしたいとおっしゃっていますので、これからも岩田先生と共に地域のことをやっていきたいなと思っています。

訪問看護と訪問診療の連携は

原口　訪問看護はどうですか、現状、大変忙しいでしょう。

松﨑理恵　そうですね、いま訪問看護のほうは月に一一〇名ほどご利用者を抱えて、訪問件数は波はありますが、一千件を超している月がある。やはりコロナ禍で病院で面会できない、家族で会えないという方が、最後は自宅で過ごしたい、家族と会わせたいと家に帰ってみえているような傾向にあります。

スタッフも看護師が十四名、理学療法士、作業療法士、ケアマネジャーで、在宅ケアを医療と介護で連携して行っているところです。山間部を抱えていますので、矢部村とか星野村とか、片道一時間かかるところにはうちしか行けないかなと思って、率先して行っているところです。

看取りも増えてきまして、昨年度（令和三年度）は四十四名だったのが、令和四年度は十二月までで七十七名、もうちょっ

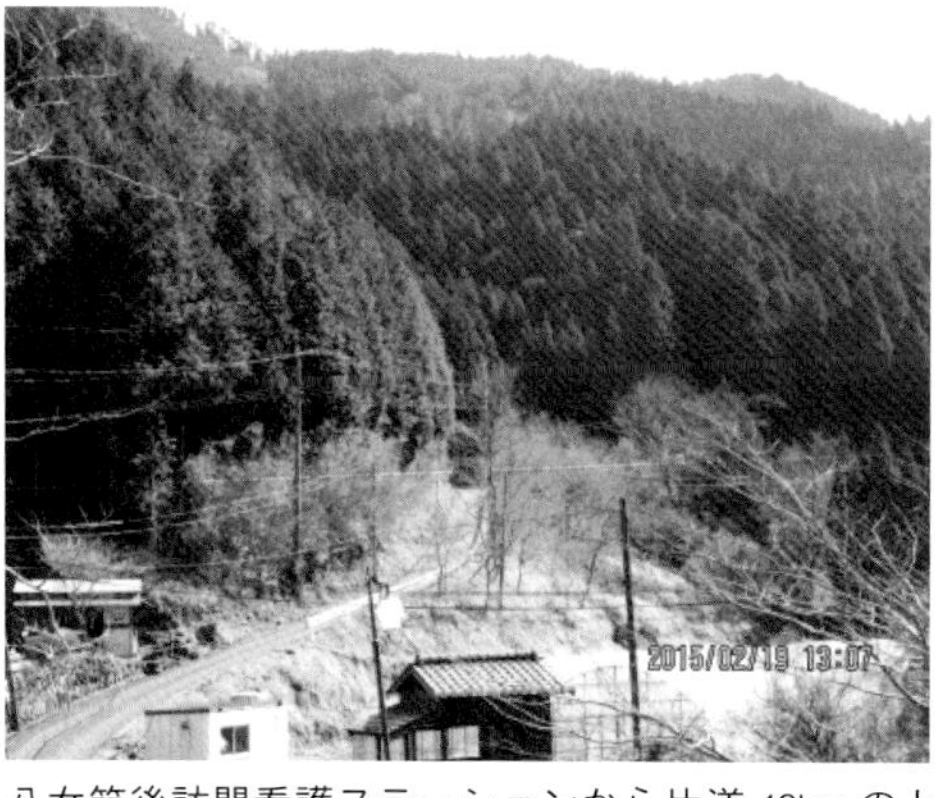

八女筑後訪問看護ステーションから片道 40km のところにある矢部村の利用者宅付近

と増えるかなと思ってます。

地域包括ケア推進の現状──多職種連携

原口　宮原さんは介護職との連携の企画を立ててもらったり、出前講座で地域の人の声を聞くことが多いと思うんですが。

宮原文子　そうですね、国が「地域包括ケア」を施策にあげており、そのためには医療と介護が一緒になってその方が望まれるところで過ごすことを……自宅だけじゃないんですよね、施設がいいという方もいらっしゃるので。その方が望まれるところで、安心して生きていけるように支えましょうという考えです。

先ほど「メディカルヴィレッジ」と言われましたが、利用者さんが住んでいる場所が病院、家が病室で、そこに医師が来て、薬剤師さんが来て、そこからデイサービスに行くというふうに地域全体がその方の医療と介護を支えるというのを目指さないといけないんですが、なかなかうまくいっていません。例えば、八女筑後訪問看護ステーションと八女の里のヘルパー事業所は別会社なんですが、利用者さんからみればどちらも自分のところに来てくれる人で、なかには同じ会社と思っている方もいるんです。ケアマネさんもレンタルさんも一緒の会社と。でも、それがご利用者にとっては一番いいことだと思います。

例えば、利用者さんがヘルパーさんに何か言うと、「えっ聞いてませんよ」じゃなくて全員に伝わっている。そういうふうに多職種が連携して利用者さんを支えるということを目指しています。この事業も五年目になりますが、薬剤師会や歯科医師会も在宅施設に向けて動き出しています。いま、本当に多職種が連携して在宅療養を支えましょうという機運が出てきていますし、若い医師の中には在宅やってみようかという先生が増えてきました。この地域が一つの村として安心して暮らせることを目指すために、とにかく「顔が見える関係、腹が見える関係、腕が見える関係」と言うんですが、地域内でそういう関係づくりを、今コロナで三歩くらい下がったんですが、また徐々に進めていけたらと思ってます。

緩和ケアの実施と受け取られ方

総合病院の緩和ケア外来から

原口　池末さんには公立八女総合病院の代表として来ていただきました。最近、緩和ケアセンターという構想があるのでその辺のことを教えてください。

池末いづみ　うちはがん診療連携拠点病院ですが、がん患者さんはコロナ禍で減りました。ですが今後、おそらく検診率が上がって、増えてくると思ってます。

がんの患者さんが増えるということは病院も忙しくなりますが、コロナ禍で受診を控えた方もいると想定されますので、見つかった時点ですでに遅いということが多くなることもあるかなと考えてます。がんがわかったときから緩和ケアが入るのはもちろん大事なんですが、その時点ではまだ患者さんとしては「必要ない」と思われる方が多い。症状が出てくるのがどうしても末期なので、そのときになってと考えておられる。

でも、ここ数年思っているんですが、はじめから緩和ケアが入ったほうがいいと言われても、患者さんが必要としないときに言っても、「必要じゃない」と言われたらそうなんですよね。「余計なおせっかいはいらないけど、偉大なるおせっかいはいる」という、樋野先生がおっしゃっていることがよくわかって、本当に必要なときに手を差し伸べられるような緩和ケアを目指したいし、八女地域には一つしかない総合病院ですから、緩和ケアをそこから発信しなきゃいけないと推進センターとしては思っています。

八女総合病院にはみどりの杜病院から脇田（和博）先生がいらっしゃって緩和ケア医が在中していいます。緩和ケア医が一人いらしゃると薬のことでもパッと動けて院内で解決できる。じゃ院外はどうなのかというと、原口先生たちが訪問診療に行ってくれる。助けてくれる訪問看護師さんもいる。

私は介護のことは無知ですが、例えば抗がん剤治療している患者さんのケースで、この患者さんはヘルパーさんにお願いしたい、と。やはりお金の問題もあるし、食事の対応だけでいいのでヘルパーさんだけで行けるとソーシャルワーカーも考えてくれて、いま実際にそうしている患者さんがいます。まだ治療は続けたいという患者さんの生活を支えるとなったときに、ヘルパーさんは大切だなと思いながらお話を聞かせてもらいました。

患者さんはどこで過ごしたいか

それからやはりケアマネさんが入ってくれると、全体の動きがこちらにも見えてきます。抵抗される方が多いんですけど、特に八女は、自分の家をもっている方は他人が入ってくることに関してご立腹される方も多いんですよね。それでも、病院側が悪者になってでも、入ることで患者さんの生活が保たれて、治療したいという希望を支えられるのであれば、「偉大なるおせっかい」と思いながらやるべきことかなと思ってます。

先ほど宮原さんがおっしゃったんですけど、「どこで過ごすか」って、患者さんにとって安心できる場所はそれぞれ違うと私も思っていて、じゃあ私たちは治療中から関わって、この方はどう生きたいのか、どこで過ごしたいのかなという、ACP（アドバンス・ケア・プランニング）ってよく言われていると思いますが、そこに緩和ケア推進センターとして力を入れています。それだけのために推進センターを紹介してもらってもいいいと、あえて言っています。

よく原口先生がおっしゃる「最善と最悪を考えていきましょう」ということの、もちろん治療がうまくいくという最善を考えられればいいんですけど、私たちは最悪のことも考えながら、そこを緩和ケアが請け負いますよ、ということを伝えています。

高齢社会での住み替えという提案

持ち家という壁、モデナという試み

松尾　私はスウェーデンとかデンマークとか福祉先進国を見てきましたが、在宅で寝たきりの人がいるところに訪問サービスが入るのは当たり前の社会があるんです。それでも、日本に帰ってくると、「ああはならないよね」って、まずそこから入っちゃうんですね。

それと先ほど言われたように、八女の辺りは持ち家率が高い。九〇％以上が持ち家です。この壁はど

うしようもないんですね。ちょっと前に、市に「市営住宅とか低家賃の住まいを真ん中のほうに持ってきませんか」と提案したときに、すぐ市は「じゃあ市営住宅をつくろう」となりました。

でも、持ち家がある人は市営住宅には入れないんです、どんなに便利なところにつくっても。だから、ちょっと条例を変えて八女市だけは、持ち家に住めなければ移り住むことができるようにすればいいのにと思うんですがね。

宮原　星野村に住まいがあって、ご夫婦の両方が要介護1とか2なので、特養（特別養護老人ホームは要介護3以上の認定が条件）には入れないけど日常生活は難しいよという場合に、ご夫婦が入れるところがないんですよね。住宅型有料老人ホームは最終的に何十万円もかかります。四、五万の年金の方だと子どもがかなり手出ししないといけない。だからぎりぎり倒れるまで自宅で過ごして入院して、それから寝たきりになって施設に入るみたいな。

それでも先ほど言われたように旧八女市内に施設をつくって、星野・矢部の人たちに「こっちに来んね」と言っても、「ここ（住み慣れた所）がよか」って言われる方が多いと思います。

松尾　私はまだ駆け出しの頃、（上陽町）上横山の住宅をまわって、縁側にいるじいちゃんたちの話を聞いたことがあるんです、老人ホームの職員って名乗らずに。「年とって体が動かんごとなったらどうしますか」と聞いたら、「なん、私が寝込んだら家族が老人ホームに放りやってですよ」って。そういう意識があるんですよね。そこが少しでも変わってくれたら……。

私は住み替え論者なんですよ。うちの法人で「モデナ」というシェアハウスをつくりました。四棟あるところで三十五部屋つくって、私たちのこだわりでもありますが、一人一部屋で生活してほしい。十二畳くらいの個室で、キッチンは共有、お風呂も昔ながらの大浴場。シャワーブースはあります。生活困窮者住宅ということで、二万八千円で入れます。「いいね」とおっしゃるけれど、介護の要る人のために夜まで職員を置けない。そんなに人手をかけられないので介護が必要な人は住めません。

住み替えという形が高齢社会のなかで機能しなければ、本当に成り立たない地域がある。八女がその一つだと思ってます。

宮原　私は出前講座で老人会とかサロンで話をさせてもらうんですけど、出席者は十何人かで歩いて来られる方や車で来られる方だから元気な方でしょうけど、その方々にACPについて話すんですね。「縁起でもない話ですけど、もしものときにですね……」って感じで。「もしかして器械（人工呼吸器など）で生かされるようになったらどうしたい？」、「今書いておかんと、子どもが親の生き死にを判断することになりますよ」って話すと、「そうやね。じゃあ、ちょっと東京の子どもに電話しておこうかね」っておっしゃるんだけど、でもこれを実際、病気の方とか施設入所の方に聞くのはつらいものがありますよね。

元気な方に、「施設か病院かどちらか選べますよ」という感じで話すと、男性は「家におろごたっ」て言われますね。「それならお母さん孝行しとかんとね」って言います。女性はわりと家では無理という人が多いですね。「みてくれる人がおらん」、一人暮らしとか。最後は施設頼みという人が多いですね。

時代とともに地域が動く

松尾　私は四十年施設を運営するなかで何千人ってみてきたけど、自分から施設に入りたいと希望して来た人は一人だけですよ。他に選択肢がないからという方はいっぱいいる。そして、だいたい入所した皆さんが言われるのは、「来てみたら悪いところやなかね」って。

宮原　施設に入所したら長生きされるんですよ、皆さん。何かあったらすぐ病院とか、至れり尽くせり。衣食住がきっちりそろったら人間は長生きできるんだなあと感じます。

原口　いまは空家を利用したいわゆるホームホスピスを八女にもつくろうという話が出てきています。

宮原　矢部、星野、上陽につくってほしい、山の中に。人がいないんですよ。介護職がいない。

松尾　だって、人を雇おうと思っても通勤だけで三十分以上かかる。いま、星野、矢部、黒木の奥のほうの集落は、住んでいるのは一人か二人で、隣がずーっと空いている状態です。

いつも話す夕張市の例ですが、炭鉱住宅がズラッとあったのを、当時の夕張市長が「病院のあるところに住んでください」と思い切ったことをやって、住み替えを実践した。島根県辺りもすでにそうなんですよ。どこに行ったたって中山間地ばかりで、だから移り住みましょうと。

私がモデナをつくったのも、実はそういうレポートを読んでいくと、住み替えなくして介護保険の成功はない。地域包括ケアは広過ぎると思ったからです。エリアで分けると濃淡がいっぱい出てくる。私たちの業界では「地域包括ケア」っていう言葉はもう通用しなくなっています。だんだん時代とともに地域が動いてきている。

宮原　国も今はもう「自宅で」とは言わないで、「施設で」と言っています。

松尾　ちょっと前までは高齢化率が高くなって「大変だ、大変だ」とばかり言っていましたが、率は高くなっているけど実際に調べると人数は減っているんです。数字に惑わされて、高齢化率四〇%になったらとんでもない社会になるのかと思ったら、四〇％になっても高齢者の人数は変わらない。現在、八女市で本当に介護が必要な高齢者は六百人です。私たちサービス事業者がその六百人をみれるのであれば、そんなに困った町にはならないと思います。しかし、いまは事業者が疲弊しています。介護する人がいなくなっている。

「住まい」に対して世代による意識の変化

池末　いまの八十代の方などは「家で過ごしたい」という人たちが多いと思うんですけど、その下の七十代だと、たぶん引っ越すことに対して抵抗がない世代になりますよね。彼らは子どもたちを外に出した時代の人たちだから。引っ越すことに対して抵抗がない人たちは、案外うまくなっていくのかなあと。

松尾　その通りです。社会学的にいうと、団塊の世代の上の人たちは頭が固まってるけど、私たちはジュニアに近い世代なので、自分の老後を子どもに頼ろうなんて全く考えてないですよ。子どもがやりたいことをさせるのが親の幸せ。ということは、自分の老後は自分でみなきゃいけない。

いまのうちに住まいを選んで、「どこがいいだろう。ないときは

図 15　八女市の高齢者の人口構造　左：平成 25- 令和 5 年　右：令和 6 年以降推計

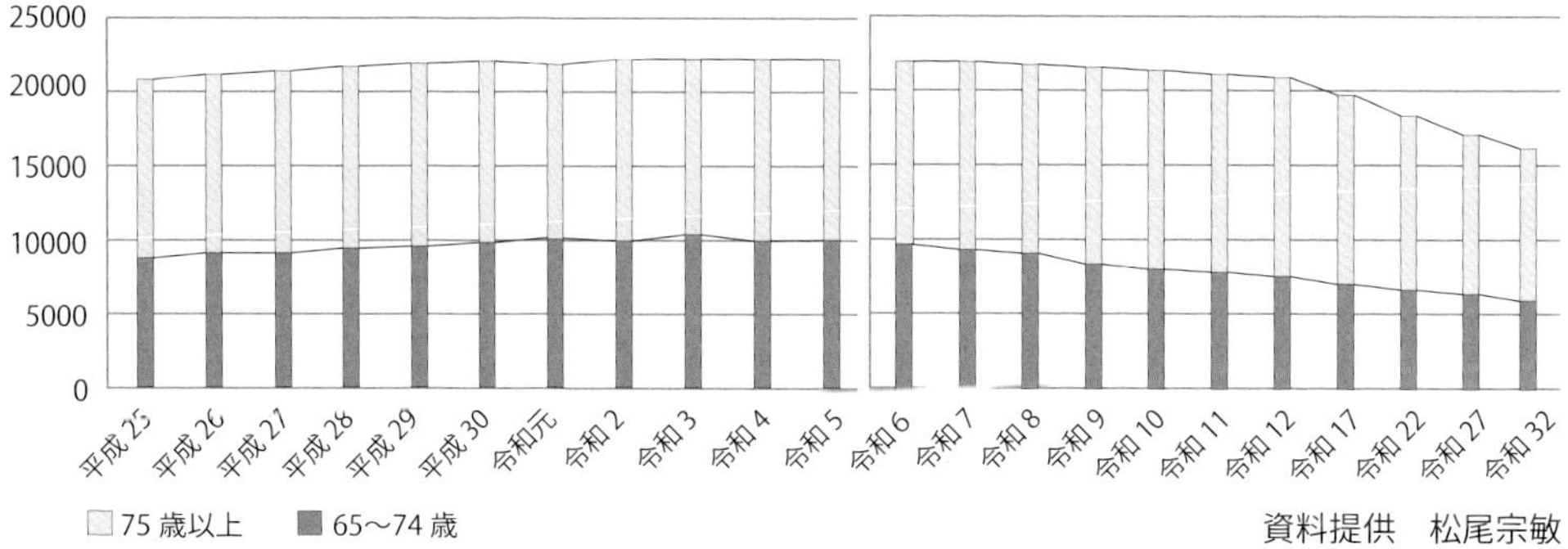

資料提供　松尾宗敏

自分でつくればいい」。そんなふうに考えて、サービスを充足させていかなくてはと思っています。

宮原　自分の親が「施設には入らん。家がよか」と言って困っている方々が多いですよね。その方が「なんでやろう、（施設は）あげんよかとこやんね」と言うので、「あなたは入るの？」と聞くと、「うん、入る」と一応言われますね。

池末　施設も体験入所ってできるんですか。

松尾　できますよ。私個人的には自分が入ろうと思ってケアハウスをつくったんですね。でも、計算したら結構コストがかかったんですよ。これはダメだなと思って、最後につくったのがモデナ。

そういったものをどんどん考えていく。制度に頼って、補助金がほしいから制度に合ったものをつくろうという発想では、この先の世界で通用するわけがないと思っています。医療も福祉も、時代が変わったら形を変えなきゃいけない。

いま介護保険があります。私たちは納税者で保険料を払っているけど、八十歳以下の世代では受けられるサービスはほとんどありません。九十、百の人が受けるサービスはだいぶ充足してきたけど、六十五から七十五歳くらいの人は使えるサービスがない。使えるのは住宅改修くらいです。

介護保険制度ができたときは確かになるほどなと思ったけれど、時代がどんどん変わってきて、二十年経って制度がもう古くなってきている。だから私たち当事者、医療や介護の人間が、これから何が求

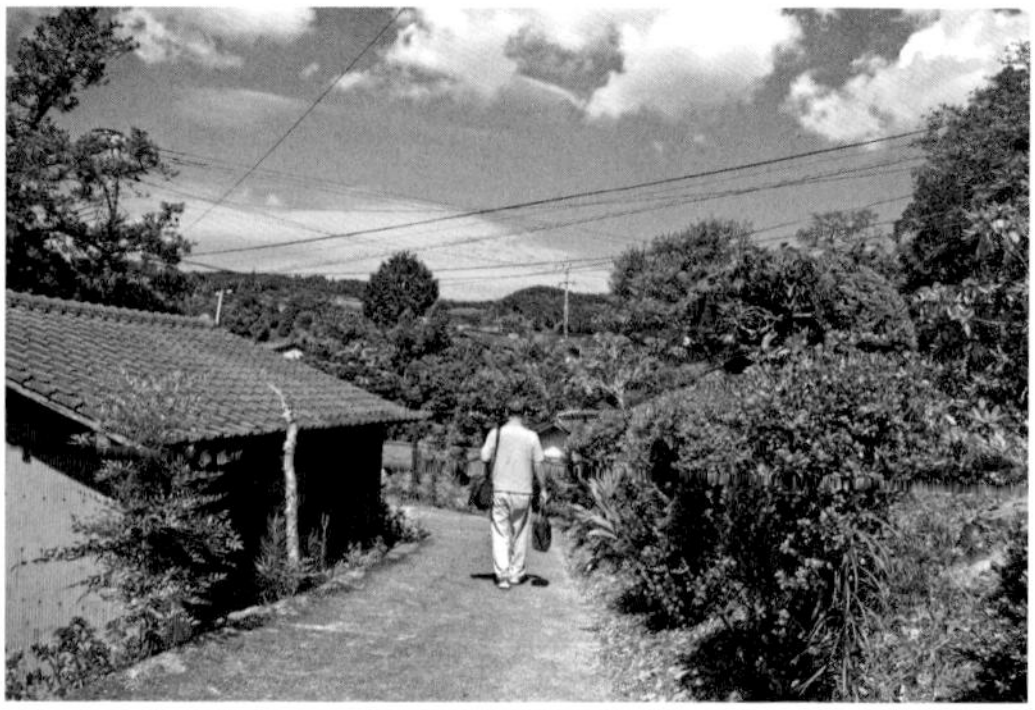

山間部の訪問診療

められるかに気づいて変えていかないと、お金ばかりかかって制度だけが残っている、というところに気づかなきゃいけないんじゃないかな。

原口先生が訪問診療をされることで、いまは本当に困っている人に手が届くのでしょうが、ずっとこの先もできるかと考えたとき、私は住み替え論者ですから、何とか住み替えて、医療、介護、福祉のサービスの網の中に人が住んでくれると、これくらいありがたいことはない。いまちょうど分岐点ではないでしょうか。

宮原　いまの子どもたちの世代になったら、たぶんこのヴィレッジというイメージもみんな持てるんじゃないですかね。いまの方ってこれとこれを使ってと考える、制度を調べてここの訪問看護とここのヘルパーさんをとか指定して、そういうご利用者が増えるんじゃないかな。そうなると「自宅で」とか「施設で」とか望む方が増えていくかもしれません。

インターネットサービスを駆使する

原口　それから後継者のことで、在宅医療の後継者となると、いまいる地域の先生たちにもう少し在宅をもってもらうために、われわれは症状緩和とか休日や夜間の診療のバックアップとかしようと思っていますが、先生たちと顔の見える関係をつくりたいですね、医師会の中で。

松﨑　二代目の先生方が地元に戻っておられるのでお声かけして、何人かの先生には賛同いただいて、集まって地域のことを話したいと言っていただいてます。コロナがあったので実現できていませんが。訪問診療にも積極的に行かれる方が多いので、光が見えてきた気がしているところです。

原口　確かに大変ですけど、外来診療の患者さんとは点数なんか全然違うし。面白く思ってもらったらありがたいですね。僕らが頑張る時期はもうあと数年と思っているから。

開業の先生たちの二世・三世というのは、わりと頭が柔らかい？

宮原　はい、何よりパソコンが使える。メールも使える（笑）。

松﨑　この間、T先生が患者さんを看取られたときは、先生がコロナで体調が悪かったので携帯で診療されて、指示書を書かれて、処方もされた。郡部というのはそれでもできるのかなあとは思ってます。ネットを使った診療ですね。

原口　そういうことは、訪問看護師さんたちが情報を伝えてくれたら、われわれは処方するだけでもできると思います。

松尾　いまの嘱託医の岩田先生は、パソコンでやりとりされて、私たちからすると目からウロコですよ、全然効率が違う。返事が、もちろんすぐではないときもあるけど、必ず来る。たぶん訪問診療、在宅医療はこういう状況になっていくんだろうなと思います。

池末　そういうシステムからいうならば、たぶんメディカルヴィレッジというところはそれが有効に機能して、その場合、個人情報が問題になるとは思いますが、マイナンバーカードができて、患者さんの状況がパッとわかるようになれば、医師も楽になる。人数が少なくても、夜だって当番制が組めます。それが情報共有というところで、そのようなハード面が一つ整っただけですべてが少し変化する、というのがあるのであればもっとしっかり取り組む。例えば、「とびうめネット」（福岡県医師会情報ネットワーク）のように、今、いろいろな地域でインターネットを駆使したネットができていますよね。

田舎だからできること

他の地域の話を聞くと、八女は恵まれているほうだったんですよね。物品を貸し出すということでさえ、田舎のほうが進んでいたりするんですよ。「このポンプがないから帰れないんです。在宅医が持ってない」、だから帰れないということもあると聞くと、「ああ、うちは貸してもらってるなあ」とか。いろいろ情報を集めると自分たちの恵まれているところも見えてきます。だからそこを生かしながらやっていく。やっぱりこれって田舎のほうが先に進める内容だと思うんです。都会じゃなく、ここだからできることもあるのかなと。今後の八女はちょっと面白そうだなと。

原口　医師の連携もできるようになる。

池末　負担が減る方法が絶対ある。

宮原　「田舎だからできる」ってすごくいい言葉です。制度でがんじがらめに決まっているところはどうしようもない。でも「田舎だからできる」といい方向に持っていければいい気がします。メディカルヴィレッジをつくるというのは過疎でもいいんですよ。その機能があるものを八女市はつくれるんじゃないかあな。

松尾　ホスピスの機能を八女の里みたいなホーム（特別養護老人ホーム）がもてたら、すごく強いなと思いました。

原口　今日は急にお声をかけて、皆さん、都合を合わせて来ていただいてありがとうございました。

（二〇二三年三月一日収録）

八女筑後の方言 - 3

方言	意味	例文
ごて	背中	
こなす	意地悪する、いじめる	
こわか	固い	
こまか	小さい	
こらゆる　しんぶする	我慢する	
ざっとなか	容易ではない	
ざまなか	見苦しい（行動）	
さるく	（あちこち）歩く	
しかとんなか	つまらない	
しかぶる	小便などをもらす	
しゃっち	必ず	
じゅーげもん	あまのじゃく	
じゅつなか	きつか、とてもつらい	
しゅうねつか	しつこい、執念深い	
しゅるしか・しろしか	つらい、苦しい（体の具合や風雨や寒さに難儀する）	
しょて	最初	
じょーもん	上物（美人）	
しょんなか	しようがない、しかたがない	
しんぶに	熱心に	
すびく	歯にしみる	
すざる	後ろに下がる	
すったり	お手上げ、ダメ	
すらごつ	嘘	
ずんだれとる	ずれてる	
せからしか	うるさい　めんどくさい	
せく・しぇく	痛む	腹がせく＝腹が痛い
せわない・せわなし	手がかからない、問題ない	
そずる	すり減る、ボロになる、傷む、壊れる	

私のばあちゃん

八女高校二年　林田　桃子

私には、いつも明るく元気でどんなことにも積極的な自慢の祖母がいました。

お正月には祖母の家で親族で集まり毎年共に、年を越していました。夏には杉ノ井ホテルへ行っておいしい物を食べて、綺麗なイルミネーションを見て楽しんでいました。祖母を思い出すと、このような思い出と一緒に祖母の笑顔が次々と思い浮かびます。

しかし、その全てが私にとってよい思い出ではありませんでした。

中学二年生だった頃、母から祖母の病気のことを聞きました。かなり病気が進行していて危ないと知らされました。祖母は癌でした。毎日職場へ行って働き、自分で料理をして自分で入浴し、自分で歩く。祖母がそれまであたり前のようにしてきたことでした。

しかし、癌が見つかって祖母の生活は一変し、私の生活も徐々に変わっていきました。癌が見つかってからの祖母の体調の変化は目に見えるほど速く、日を増すごとに悪くなっていたのを覚えています。

祖母は癌の治療のため、髪も少なくなっていました。でも、会いに行くと「また髪が抜けたー」と少し笑いながら私に話しかけました。本当はつらかったはずです。出かける時はお気に入りの帽子をかぶり、「ばあちゃんおかしくないね?」と時々聞いていました。

祖母は看護師として働いていたので、自分の病気のことは知っていたはずです。それでも一日一日必死に生きていたのだと思います。私は、車椅子でお散歩したり、お花を摘んだり、一緒に歌ったりする。そんなことしか祖母にしてあげられませんでした。本当は、高校を卒業して大学に受かったよと報告したかったです。結婚式によんで花嫁姿も見てほしかったです。私がしてもらったように私の子供たちにも会ってたくさん面倒を見てほしかったです。

祖母が亡くなって初めて、人を失う悲しみを知りました。祖母を思うとあふれる思いは後悔と共に心の底から現れ、もっと会って一緒に過ごしたかったという気持ちにさせます。過去の思い出だけが、私の中の祖母として今も心の中に在りますが、闘病生活を送る祖母の写真の中に一つだけとても印象深いものがあります。花を手に持ってどこか遠く眺めている写真です。その中の祖母は、少し笑いながら、不安そうで、悲しそうな表情でした。

私たちが生きるこの瞬間、そして写真の中の祖母が生きていたあの一瞬も、二度と戻らないものです。写真など何かの形として残さなければその全てを鮮明に思い出すことは難しいでしょう。だからこそ、この一瞬をちゃんと生きて祖母がつないでくれたものを大切にしたいです。苦しいことから目を背けず、楽しむ時は全力で楽しんで一日一日、そしてこの一瞬を生きていきます。

（藤吉昭代の孫　当時十五歳）

インタビュー　編集者

社会福祉法人八女福祉会理事長　松尾　宗敏

地域にかける熱い思いを福祉に

松尾　じつは八女市介護保険計画策定委員会の副会長を私と原口先生が務めている関係で先生とはお付き合いがあるのですが、医師会の代表としてみどりの杜病院からの参加は今期が初めてなんです。というのは、医療と福祉って意外と間に溝というか壁がある。

介護保険が二〇〇〇年に始まっていま第九期までできていますが、私はその策定委員会の一期から九期まで委員をしています。当時まだ三十代で、どこの若造かというふうに言われた時期なんですけども、いつの間にか歳とってしまって、ずっとそこに関わってきました。地域の計画を自分たちで決めて、その計画に基づいて介護保険料が決まるんです。だからそういうことを意識して、本当に八女市に合った介護保険計画を組まないといけないと、一貫してずっと言ってきたんですね。

私は長くこの世界にいますが、医療の世界とは一線を画してやってきました。介護保険が始まったときに、どうしても医療が中心で話が進む中で、介護・福祉の立場からお話ししたのは、「重い、軽い」というのは「重篤か、そうじゃないか」が医療の世界なんです。介護の世界では、がんの末期であっても元気な方もいらっしゃる。医療的には重篤だけどちゃんと生活できている人もいる。

その一方で、医療的には大した問題はないけど生活ができない人もいる。足腰が弱っている人はすでに何かの介護が要る。誰かがそばについてないといけない。「介護保険の介護度の『重たい』人は、まず違うということからスタートしてください」というところから説明しました。

――松尾さんは八女の方ですか？

松尾　私は八女で生まれて、まったく畑違いで久留米高専の電気工学科を出て、エンジニアとして企業勤めをしてました。企業がスリランカに工場を造ったときに、技術指導で行ったことが福祉に関わるきっかけだったかもしれません。私はまだ二十八、九歳でした。

あの国は階級制というのか、私が工場の床を掃除しているおばちゃんに声をかけたら、担当者が飛んできて話しかけたらいけないと言うんですよ。エンジニアがトップ、次にワーカーという人たちがいて、その下にレイバーという層があって、その下でいわゆるおばちゃんたちが働いている。なんて国なんだと思ったのが、福祉への関心の芽生えだったのかもしれない。

紆余曲折が間にあるんですが、この仕事に飛び込んでからは、私は福祉の専門家じゃないから、人一倍勉強しました。じつは福祉ってエンジニアの世界に比べればレベルが低いと思っていたのが、入ってみると完全な思い違いで、こんな難しい世界はなかった。エンジニアだから1＋1は2になる、コンピューターだと1＋1はゼロ、これが当たり前なんだけど、人間はそうじゃない。1＋1は3、4にもなるし、なんぼ努力してこちらが理論通りやっても全然反応が返ってこない。ああ、これは面白いなと。

――面白いと思われた。

松尾　今も思ってます。もう四十年やってますけどね。こんな楽しいことをやりながらお金をもらう。自分にとってこんな天職はないなと思って。でも、それにかまけてはいけない。常に学ばないといけない。

福祉に関心を持ったのはもう一つ、私の祖母が特別養護老人ホーム星寿園に入所したことです。実家で祖母をみていた専業主婦の母が交通事故に遭ってしまい、入院したらとたんに誰も祖母を看る者がいない。当時はどこも入院させてくれない。「ぼけは病気じゃないから」って。そんな時代でした。
私はその間に学校を卒業して田川にいたんですが、そこへ親父が退院したおふくろと来て、「ばあちゃんを老人ホームに入れようと思うが、おまえ、よかか?」と。「老人ホームに親を入れるのは世間の恥と末代まで言われるから、お前がいいと言ってくれんと俺たちは決めきらん」って。「僕が加勢できるものならするけどできないから、そうするしかないやん」と言ったら、「そうか、わかってくれるか」と言って、祖母を星寿園に入れたんです。そして私が実家に帰るたびに「ばあちゃんに会いに行こう」と、移転する前は星野の奥にあった星寿園にお茶菓子とか缶ジュースを持って行っていました。

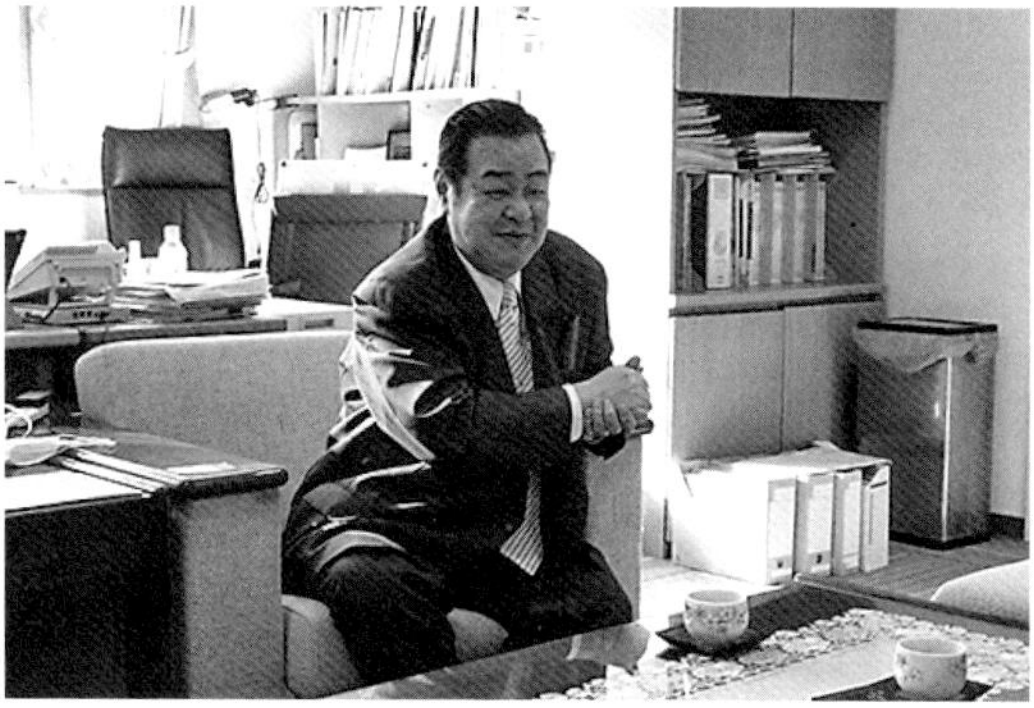

松尾　宗敏理事長

そのときの施設長は県職OBの方がしておられたんですけど、職員の教育が行き届いていて、私たちが行くと、「しなばあちゃんとこ、ご家族が来られましたよー」と連絡して、部屋に案内してくれて、「しなばあちゃんはうちでは人気者ですよー。歌が上手ですもんね」って。祖母を預けたことに私たちのこころの抵抗がないように職員が対応してくれました。

一度雪が降ったときには、下まで行って「うちの車では上がれないから帰ります」と電話したら、「せっかく来られたんだから、ちょっと待っててください」と言って、スパイクタイヤをつけた車で来て面会に連れていって、ちゃんと帰りも送ってくれた。これが福祉の世界かなと思いましたね。

話をちょっと端折りますけど、ばあちゃんが入所した後、うちの親父とおふくろがやって来て、自分たちが貯めた金があるけど「おまえたちに一円も

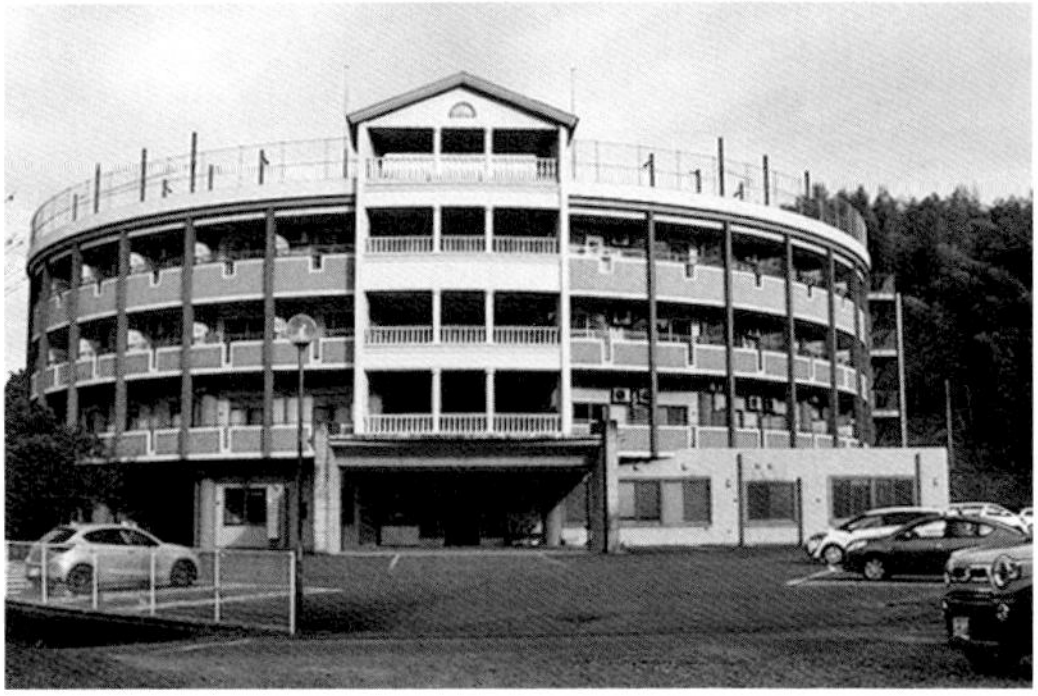
特別養護老人ホーム八女の里

残すことはできん。老人ホームをつくりたい」って親父が言ったんですね。当時は星野と広川と筑後市にしかなくて、八女市にはなかったんです。「うちみたいな困ってる家庭が絶対ある」って。

――立派なお父様ですね。

松尾　それから二年かけてこの施設をつくったんですよ。それが一番最初の「八女の里」です。昭和六十年につくってますね。私は昭和六十年の四月から九月までスリランカにいたので、私がいない間にできたんですよ。私はスリランカでみたことがきっかけで、福祉の世界って面白そうやなって思いはじめていた。それで開所から半年遅れの十月から、ここに入職したんです。

――いま、入所者は何人くらいですか？

松尾　九十人とショートステイがあるから百人前後ですね。

――職員の方はとても感じのいい方ですね、ウェルカムって感じ。

松尾　星寿園の話はうちの職員にも話しています。ただでさえ高い場所にあるのに、それで敷居が高かったら誰も来んよって。ここに来たら「気持ちいいよね」と言われるような施設にしないと、誰も来なくなる。

――見晴らしもいいし。

松尾　見晴らしだけはどこにも負けないですね。まためんどくさい話なんですけど、福祉施設は全部山の中ですよ。土地の安い所にしかできない。

――ここ以外にもいろんなスタイルの施設をお持ちですね。

松尾　もう少し元気な人が入るケアハウスももってます。市の行政計画に基づいてできる施設なので、人口の割合で三十八床しか出なかったんですが、四十床をもっています。採算ベースに乗らない。でも私たちはお金儲けが目的じゃない。収益目的ならやらんほうがいいです。

去年「モデナ」というシェアハウスをつくったんですけど、そこはうちの法人独自の、住み替えのための施設です。二万八千円家賃をもらっているんですけど、その金額ではアパートは借りられないんですよね。三十五部屋ありますが、改造費に一億五千万円かかりました。

――それでは、元はとれない。

松尾　元をとろうなんて思ってない。社会貢献ですから。

――ほんとに社福をそのままやってらっしゃるんですね。

松尾　私は日本人ってすごい民族だと思っています。日本人ほど他人のことを考えきれる民族は世界にいないと思っています。この国で福祉の仕事をするというのは、一番いいところを出せる仕事だから、これはやる価値がある。だから、元をとろうなんて思ってない。

地域をどう支えていくかというのが私のライフワークだと思っているので、施設は母体としてもっていますけど、施設がつぶれても八女の里ヘルパーステーションのヘルパーだけは残そうといつも言っています。お年寄りが、長年住みなれた家でできる限り長く生活を送れるようにサービスを提供したい。地域にかける思いは人並み以上にもっていると思っています。

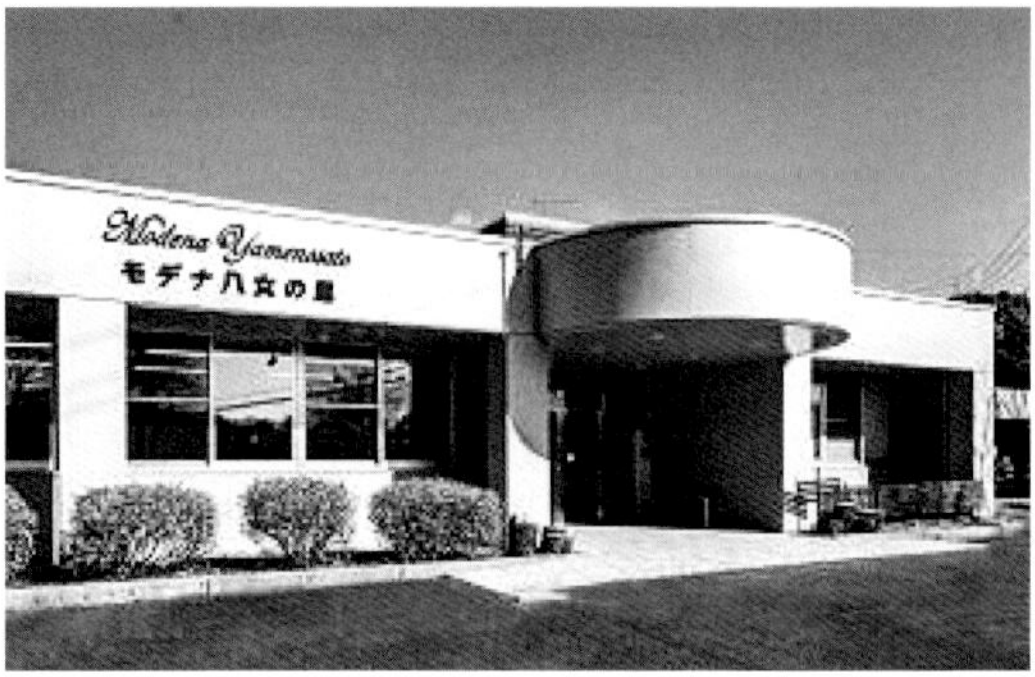

モデナ八女の里

——郷土愛ですね。

松尾　だって私は八女の出身なんですよ。旧八女市の平野の中で育ちました。だから郡部はあまり得意じゃない、といっても、市の事業で星野村に行ってコーディネーターをしたり、笠原に入ってサービス調整をしたりという経験は、単発ではやってきたんですけどね。

——この前の座談会で、住み替えのことを教えていただきました。でも、山間部に住んでそこで育ち、働き、老いていった方に、「こういう快適で安心できる施設がありますよ」と言ったときに、スタスタ山から下りて来られるとは思えないんです。

松尾　あの発言はいっぱいバッシングを受けましたよ。だってお年寄りは住み慣れた所にずっといたいと思ってますから。当たり前のことです。

——自ら望んで住み替えた人を自分は一人しか知らない、とおっしゃっておられた。あとはみんな家族の都合ということですか？　ご本人はやむなくここに来た、ということですか？

松尾　そう思います。自分からは絶対来ない。

——そういう方たちがまだあちこちいらっしゃるということ？

松尾　八女の奥のほうにいくとむかし集落だった所に、いま一人か二人、住んでおられる。例えば夕張市のように、炭鉱が閉山した後、人口が激減して最盛期の一五分の一という超過疎地域になったとき、遠く離れた所に孤立して住んでいる人に「住宅を建てますから来てください」と言って、なんとか行政サービスが行き渡るようにする。やっぱり政治力なんですね。赤字再建団体だった夕張市を立て直してコンパクトシティにした。そういう成功事例ですよね。

でもそれは、福祉をやってる私が言うわけにはいかない。行政計画の中では言いますよ。でも「私は黒木の大淵に住みたいんだ」と言っている方に面と向かって「出てきてください」とは口が裂けても言えない。人の気持ちがわかっていますから。

――では今、ここ八女の里に住んでいる方というのは、平野部から来られた方？

松尾　いや、ほとんど郡部からです。さっき言ったように、本人が来たくて来たわけじゃないから。「よかげなよー」と言われて、本人は嫌々、行きたくないと思いながら来たけど、「入ってみたらそう悪くないね」というくらいですよ。

ここでは、買い物に行きたい、外に花を見に行きたい、それを全部連れていきますからね。街なかの老人ホームにいても、誰も手を貸さなかったら一歩も外に出られないですよ。けれども、私はここで不自由はかけません。

――ちょっとメディカルヴィレッジのほうに話を移しますと、社会福祉法人として地域に貢献する意味でもニーズに合わせていろんな形態の施設をつくってこられていますよね。この八女という素晴らしい所で、できる限り自分の望むような形で人生を終わりたいと、そこに貢献されるという意味で、具体的には……。

松尾　いま団塊の世代、昭和二十三年前後のね、あの世代までは、できれば子どもにみてもらいたいという願望があるんです。「できれば」ですよ、口に出す人はいないけど。でも団塊世代から十年後に生まれた私たちは子どもにみてもらおうと思ってない。

私たちの世代が親として嬉しいのは、子どもが自分のやりたいことをやっている姿を見るのが一番です。つながりはありますよ。つながりはあるんだけど、いわゆる介護というのを子どもにしてもらいたいというのは、私から下の世代はもう考えていないと思います。

——ということは介護は外に出してもいい、と。自分自身も。


松尾　だから、そこですよ。じゃあ、そう言っている以上、自分も歳とって介護が必然的に必要になってくるわけで、そのときにどうしたらいいのかを考えましょう、ということを言わなきゃいけない。私は「八女の里」に入りたいと思ってます。でも、今の「八女の里」は私が望む所ではない。

「部屋には鍵をかけてください」と希望する人がきっと出てくる。でも体は動かないから、内側から閉めたら開けられない。だからキーレスエントリーで、車と一緒でピッとボタンを押せばガシャンと開く鍵が付いてます。でもいまは誰も使ってません。いま入っている人は八十代、九十代、百代の人たち、そんなことを必要と思っておられない。でも私が入るんだったら、少なくとも自分の部屋に、職員とはいえ勝手に入ってきてほしくない。

それから今は買い物もネットでするし、コミュニケーションもネットでする。光プレミアムは十数年前に各部屋に付けました。もう今は完全Wi-Fiです。パソコンがないとコミュニケーションがとりづらい人たちが出てきているんですね。パソコンの世界はどんなに距離があっても関係ない。しかもタイムリー。だからパソコンを持ち込んでもらえば、八女の里ではどこでもWi-Fiが使えます。

よく言うのは、職員が勝手に入ってきて「お風呂の準備しまーす」と、タンスを開けて着替えをさっさと持って行く。「どれを着ますか」とか「どれを履きますか」とかは聞かない。私はそんな職員が来たら「泥棒！」と言いますよ。勝手に人の引き出しを開けて持って行ったらね。だからそういうことがわかる職員をつくっていかないと、これから団塊ジュニアが入ってくるんですよ。

――やかましいですよね。

松尾　うるさいですよー。だからそういうことを、どうなっていくということを考えないと、介護職員の質だ云々だと言いますけど、質はオムツをうまく替えるとかじゃないんですよね。例えば人の深層心理がわかるように勉強するとか、そういったことができないといけない。うちは外国人の職員もいますけど、彼らにも勉強させます。なぜ日本人が介護の世界で優位に立っているのか。それは思いやりの心をもっているから。何せ世界中で犯罪の一番少ない国ですよ。

――人と関わる仕事がお好きなんですね。

松尾　これ嫌いになったら人嫌いになっちゃうからね。だからもう少し時間をいただいて、人と関われたらいいかなとは思ってます。原口先生と意見が合うのは、日本をダメにしたのは俺たちの世代だと。だから最後に何か恩返しせないかんよね、というところです。

――ありがとうございました。

インタビュー　編集者

生まれ育った家で最後まで生きるという想いに寄り添う

八女筑後医師会八女筑後訪問看護ステーション管理者　松﨑　里恵

――コロナ禍で在宅は変わりましたか。

松﨑　やっぱり忙しいですね、病院が面会できないことが続いていて、家族と会えないということでおうちに帰ってくることが多いですね。

――八女は山間部が広くて限界集落が多いようですが、その限界集落にも行かれるわけですよね。

松﨑　そうですね。私は生まれ育った家で、どんなに郡部、山の中であっても、そこで最後まで過ごしてほしいと思っているし、そこまで行く時間とか距離があっても、その方の価値観を大事にしたいと思いますね。

やはり地元というか山から下りてきてというのは、便利なようでその人の個性はないような気がします。その人が生まれて育ってきた家とか地域とか環境を大事にしてこそメディカルヴィレッジなのかなと思いますね。だから山のほうに一人しか住んでなくてもそこに行きますし、一人暮らしであればヘルパーさんとかいろんなサービスを利用しながら、行けるような地域にしたいと思います。

――ただ、本当に山奥で、大雨だとか台風だってなったら本当に大変ですよね。

松﨑　私たちが例えば、一週間行けないようなことがあっても過ごせるようなことは整えています。お薬とか、ご家族に指導するとか、「こういうときにはこのお薬を飲みましょう」とか、「吐いて飲めないときはこの座薬を使いましょう」とかを、日頃からきちんとわかりやすく伝えるようにしています。

家族がいなくても、ご本人がしっかりしていらっしゃれば理解できるので、例えば一人暮らしでも、末期がんの方でもオピオイドを使ったりできます。

——まずは痛みですかね。

松﨑　痛み、それから体のきつさ、食事が入らないときにどうするか、それからトイレの問題ですね。そこはもう早め早めに手を打っておかないと大変なことになるので。

やはりトイレの問題は最後まで付いてきますね。どうしてもトイレで排泄したいというのは誰しも思うことで、オムツを提案をするのは私たちも苦渋の選択になります。できればトイレを使っていただきたいですけど、やはりお一人であったり、転倒の危険性があるとか、どうしても足に力が入らなくて行けないとか、そういうときには「尿とりパッドを使ってしまいましょうか」という話をします。

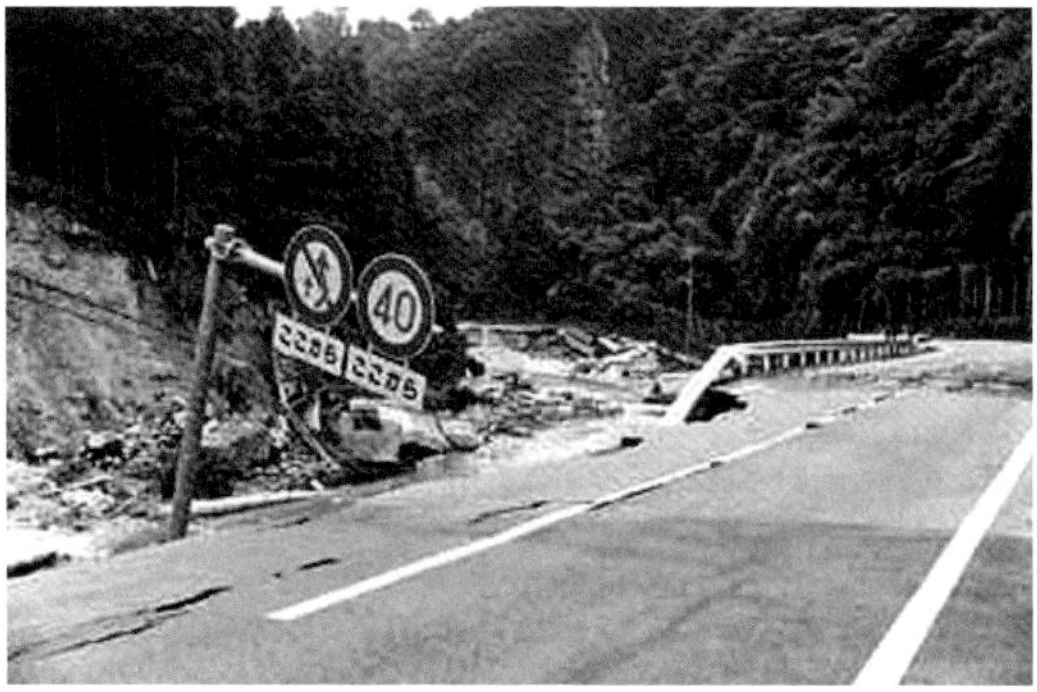

大水害のために通行どめになった道路

——田舎の家だとトイレが遠いでしょう。

松﨑　遠いです。けっこう端にあって。昔はそうですもんね。

——そこまでなんとか、這ってでも行きたい人は行きたいですよね。

松﨑　私がそうなってもそうしたいと思います。ポータブルというのはその次の選択になりますけどね。

私は、認知症であってもがんであっても、お一人暮らしであっても、ご自宅で看取れると思っているので、それだけの支援をしていく準備というか、

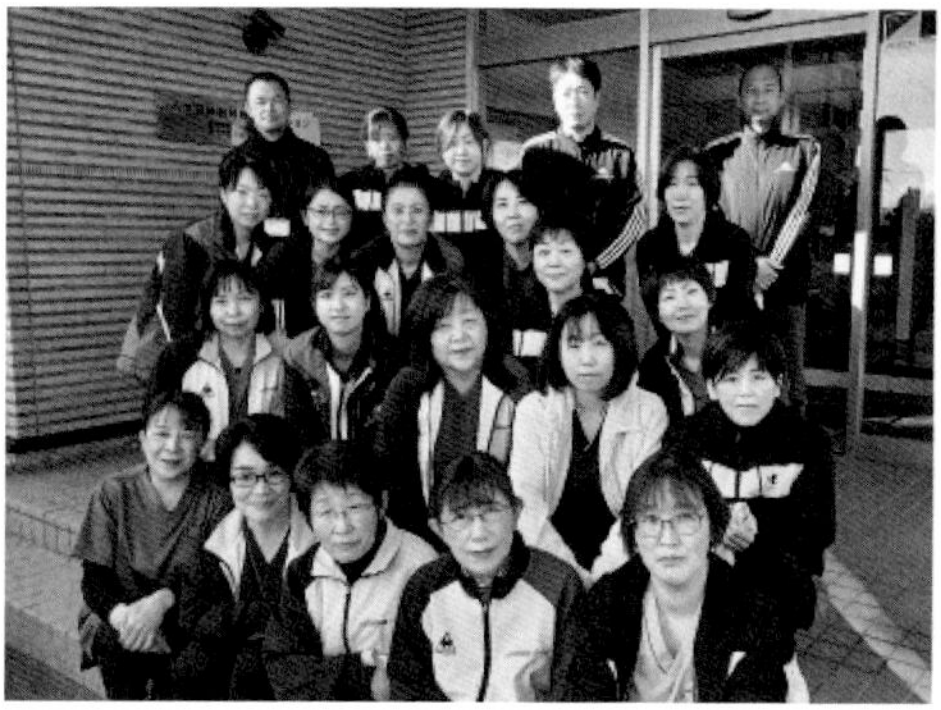

八女筑後訪問看護ステーションのスタッフ。前列左端、松﨑里恵さん

その人との信頼関係も築いていく、という自信はありますね。三十年近く勤めていますけど、自宅で最後までという思いに寄り添いたいと思います。

――いま看護師さんは何人いらっしゃいますか？

松﨑　十五人います。理学療法士、作業療法士が三名、ケアマネジャーが二名、事務助手で二名。全部で二十三名ですね。大所帯になりましたけど、ご利用者が月に一二〇名はいますので、やはりがん末期の方は最後のほうは頻繁に行きますし、それだけの人数は必要かと。

――心強いですね。松﨑さんはいつから訪問看護師を始められましたか？

松﨑　ステーションに入ったのは三十くらいの歳でしたね。一番下の子どもが保育所に行きだして、こちらに勤めだしました。もともとは救急の看護師とかＩＣＵとかオペ室とか、緩和ケアや在宅とは全然関係のないところで仕事をしていました。

病棟の看護は時間的にも限界があるじゃないですか。淡々と検温してまわって、注射にまわって、お風呂にまわって。そんな中で、この人はどこに帰っていくんだろう、どういうご自宅に帰るのかなとか。骨折した人であれば、段差を上れるのかなとか、その人が戻っていく場所というのが気になりだして、それで在宅へ。もともとはがん末期の方に寄り添いたいという気持ちがあったんですけど、がん末期までの間を、苦しんでおられるわけですから、そこをどう楽に、本人が思うような時間を過ごせるのかなというところに興味があって、在宅に進みました。

——三十年その道でやってこられたなかでたくさんの方を看てこられたでしょうし、原口先生が「もうほとんど訪看さんがやってくれるから」って、「むしろ僕が教えてもらってるよ」とおっしゃっていたのですけど、やっぱり訪看さんでしょうか、中心になるのは。

松崎　そうだと思いますね。先生が来ることで安心される方はもちろんありますし、先生がする麻薬の説明とかはもちろん私たちにはできない。先生が来ない時間を埋めていくのが看護師なので、そこをどう安心して苦痛なく、山間部の山奥であっても過ごせるかというのは、やっぱり看護師の力量にかかっている。言葉かけの一つひとつとか、声のトーンであるとか、奥深いと思います。

——ここを乗り切ればまた明日来てもらえると思えばですね。

松崎　いなかった時間のことを聞いて、そこでまた一緒に悩んで考えていくことが大事かなと思います。一番身近にいるのは看護師だと思うし、だからやりがいもあるし。一緒に悩むことが多いですね。

——看護師さんの判断力とかアセスメントが大事になりますね。

松崎　はい、奥深いものがありますね。

——では「メディカルヴィレッジ」というときに、どんな山奥でも、一人暮らしでも、最期が迎えられるというのが一つの構想でしょうか。どれくらいできてますか。

松崎　そうですね、まあ、八割方でしょうか。「私は最後はみどりの杜で」と言われる方でもご自宅で看取ることが多くなりましたし。うちは二十四時間、何かあったら動きますし。

——ヘルパーさんとはどうですか？

松崎　夜も行ってくれるところもあります。

2022年度　訪問看護事業

利用者総数	1305
新規利用者	178
がん末期、難病、医療リスクの高い利用者への訪問	885
在宅での看取り	91

――生活介護をやってくださる？

松﨑　そうですね、お掃除だとかゴミ捨てとか、お買物とかはしてくれますね。終末期になると、ヘルパーさんにお掃除をしてもらいながら看護師が一緒にする。時間を割り振って、朝一番にヘルパーさんが入って、モーニングケアの歯磨きとか顔拭き、水分補給とかして、次に看護師が入って、またヘルパーさんが入ってと、こう……。そうすればご自宅でも大丈夫だと思います。

――そこはケアマネさんがきちっとプランを立てて……。

松﨑　そうですね。その方の力量にもよりますね。訪問看護はがん末期の方なら医療保険で行くので三回とか、緊急時を入れて四回とか入れるので、その時間を組んで、そのほかヘルパーさんがモーニングケアとかトイレ誘導したりとかはうまい具合に入れて、全然大丈夫だと思います。

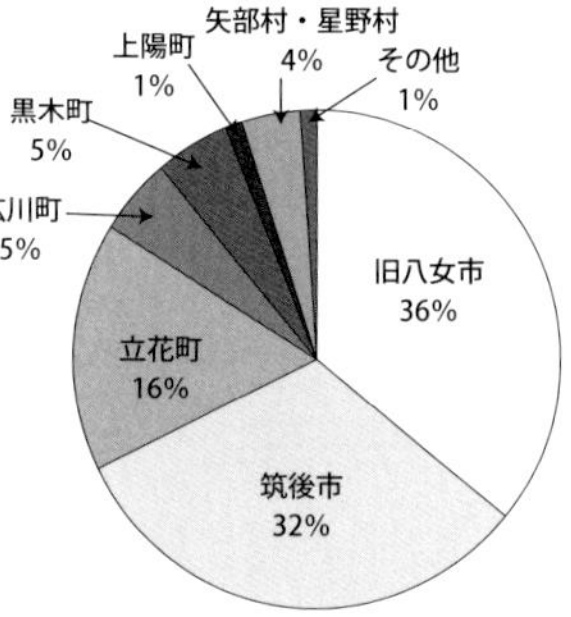

図16　地域別利用者数割合

――がんの場合は、だいたい計画が立てられますよね。でも、認知症などの場合に、訪問看護師さんは週に一回様子を見たりとかになるんですか？

松﨑　認知症になると介護保険になりますので、ケアマネさんが立てた計画にしたがって入ることになるんですけど、認知症でも急に状態が悪化するとかいうことになると医療保険を組み合わせて、二週間の特別指示をもらって、その間はそれこそ一日三回まで訪問看護は入れます。そのあとが介護保険になりますから、そこはヘルパーさんをうまい具合に入れれば十分いけると思います。

――例えば山奥で一人暮らしで認知症ということがありえるでしょう？

松崎　ありますね。訪問に行ったときにいらっしゃらなくて捜しまわったり、ということもありますけど、だいたい行き慣れたところに行かれるパターンが多いですね。「今日は訪問日ですよー」と呼び返して、おうちに連れ帰ってお薬を飲んでいただくとか。

認知症であっても、その人の気持ちとか意見とかを尊重して、大事にしていきたいと思います。その人が自宅にいたいと言うのであれば、それでサービスを組み直したりして、支える準備をします。そこらへんが自宅と施設とは違うところがあると思いますね。私はその人の生活を支えていきたいので。

――かかりつけ医で最後まで診るといわれる先生がどれくらいおられますか。おおよそ何人くらい？

松崎　五、六人でしょうか。あとは原口先生が診られるので。

――五、六人では大変ですね。

松崎　でも患者さんも、お薬の使い方をきちんとしてくれる先生がおられたら安心ですから。あとは若い先生たちがどこまでがんばっていただけるかと。次の段階に入ってきたかなと思ってます。ここの地区も原口先生が来られる前からすると全然違うからですね、次は、開業医の先生がどこまで診れるか。

――それが次の段階ですか。地域性もあるのでしょうか。まず先に訪問看護師さんたちが非常に優れた働きをされるようになったというのは。

松崎　それでも、矢部村の診療所の先生が研修日に原口先生と一緒にまわられて、その方はすごく一生懸命さが伝わるというか、そういう先生が一人でも増えるとまた違うかなと思うんですが。

――八女筑後地区のこの広さは特別だと思うんです、山も川もあるし。ここをメディカルヴィレッジにするには、訪問診療をされる医師があと何人くらいいてくださったら？

松﨑　あと三人ですね。今二人でまわっていらっしゃいますけど、五人いれば理想でしょうね。

――え、そんなもので？

松﨑　フォローできます。あとは訪問看護がまわるので。

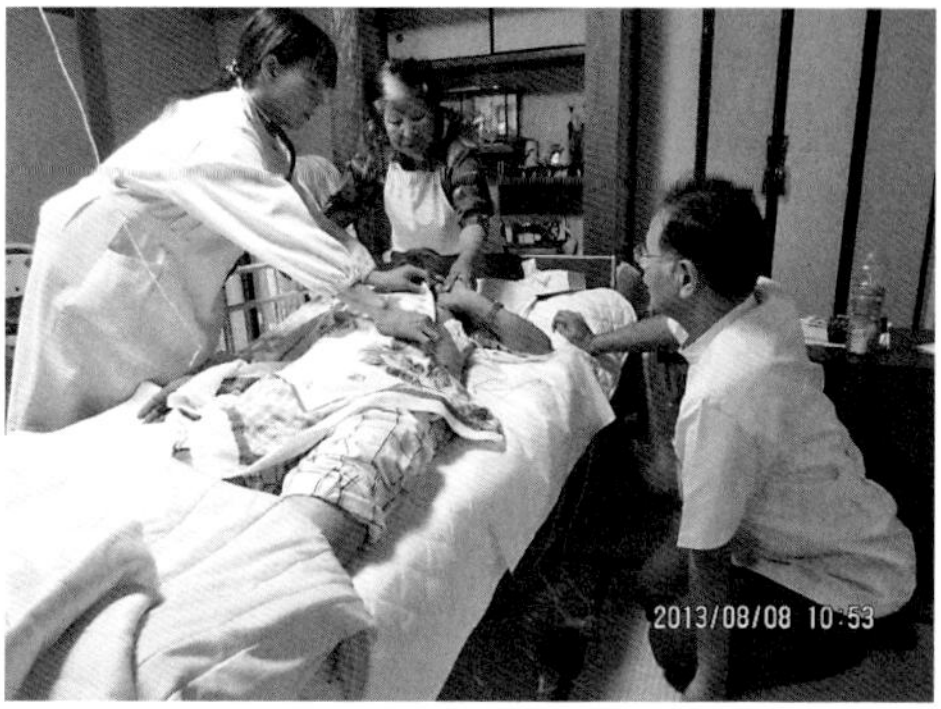

自宅で医師に胸水を除去してもらう。定期的に除去が必要な場合は、留置してもらい訪問看護で除水を行う

――この広さで一番苦労されるところは何ですか？

松﨑　やっぱり郡部の距離ですよね。一軒に行くのに一時間近くかかるところもあるので、戻ってきたら午前中はつぶれますよね。朝は八時半くらいからまわります。早いところは八時くらいからまわって、調整したりしていきます。それでまたお薬を持って行くとなるとまた一時間かかって持って行くので、やはりそこはロスを感じるところではあります。できれば郡部で三人くらい看てまわって、戻ってきてお薬を持って行く、というのが理想ではありますが、なかなか思うようにはいきません。

――今日はこの地域、って。

松﨑　それはもう理想ですね。そうはいかない。

――訪問薬剤師さんとかは？

松﨑　それがあるとずいぶん助かります。二度手間にならなくていいし、説明もしてくれて。いま、何人かいらっしゃるので、そういう先生方とチームをつくっていけたらいいですね。あと歯科の訪問診療もほしいです。下りて来れない方のところには行っていただきたいですよね。

――ヘルパーさんは？

松﨑　やはり夜間帯をまわってくれる方がいると助かりますね。寝る前のお薬とか水分とか、トイレとかを夜の九時くらいまでまわってくださる方。今、何軒かヘルパーステーションができて十八時、十九時にまわってくれるところはできたんですけど、そういうところが増えてくれればいいな。

――あとは？

松﨑　山手をまわってくれるのに市から補助金が出ると、ヘルパーさんももうちょっと行きやすいのかなと。大変だと思いますよ。ここら辺をまわるのと、郡部を夜とか大雨の中をまわるというのは条件が違うと思うので。そこは市に補助金を出すとかしていただければ、山間地でお一人暮らしの方のところもまわれると思いますね。そこは声に出していかないといと思います。

――ありがとうございました。

メディカルヴィレッジの土を耕す

インタビュー　編集者

八女筑後医師会在宅医療介護連携室室長　宮原　文子

――この辺は立派なお家が多いけれど、八女って古いまちですよね。

宮原　昔の家ってお座敷があって広い縁側があって、トイレはその一番奥。ご本人は暗いところで寝ていたりしますけんね、「お座敷に寝ましょう」って。訪問すると下が店で住居は上で、細い急な階段を上って、黒光りするようなですね。下でお湯を汲んで持っていこうとすると、転げ落ちんやろうかって。

――それでいて一歩出たら道路だし、水路もあるし。

宮原　つい最近も認知症の方が昔の自分の家に帰りたくて三号線を歩かれていたんですよね。息子さんが横からじわーっと車を寄せて抱いて乗せるとか、ありましたよ。

――山奥だとどうなるんですか。認知症の人はどこでもいらっしゃるでしょう?

宮原　外に出ると山や谷なので、本人の安全のためと、探すのに人に迷惑をかけるので、二階の降りてこれんようなところにおってもらう、とかですね。

――そういうお話を聞くと、やっぱり八女の里の松尾さんがおっしゃっていた住み替えというのがすごく現実的になりますよね。施設に入ったほうが安心ですね。

宮原　安心っていうかですね、もう至れり尽くせりですからね、本人の意向はともかくとして。

――宮原さんのお立場からしたら、ぜひぜひっていう感じですか。

宮原　そういう方が家におりたいって言われて、それをサポートするような仕事をしてるので、最終的に施設を選ばれるにしてもですね。現実的に山奥にヘルパーさんが行ってくれたりとかデイサービスが迎えに行ったりとかする事業所が少ないんですよ。

——松尾さんも先日の座談会の時、自分から入りたいという人はおらんって言ってありましたね。

宮原 それが意外と出前講座に行ったら、自分はひとり暮らしやけん、最後は施設やろうとか、子どもがおらんから施設に入るとかそういうアンケートはくるんですよ。

少しずつ住民意識が変わってきたんですよ。たぶん、私たちの年代は施設が安心って。私の主人も、子どもに迷惑をかけられんけん、どっちか一人になって介護が必要になったら施設に入るって、今は言っていますよ。今の人は、利用の仕方をよう知ってるんですよ。

——そこは大きいですね。でもそれは、それこそ宮原さんに出前講座をやってもらって。

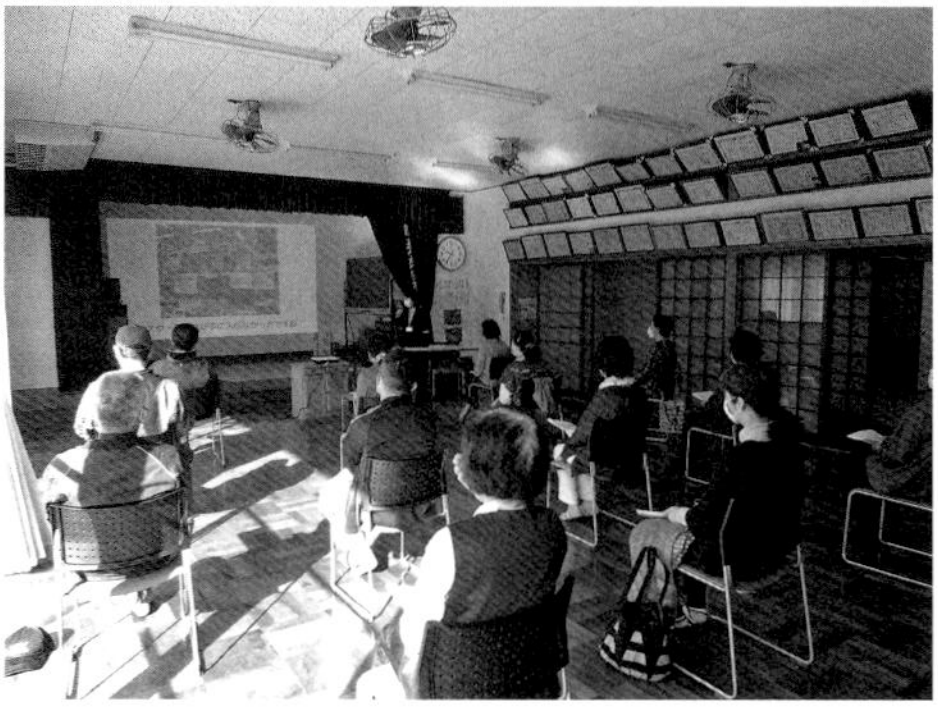

広川町鬼の淵いきいきサロンに出前講座を届ける

宮原 なるべくですね、いくらかかるんですよっていうのを伝えるようにして、口ばっかりいいことを言っても、最後には皆さんですね、「それいくらかかっとの?」って言われる。そのために貯金せないかんとか、家でみてほしかけんちょっとうちの人にやさしゅうせないかんとか、そういう声が聞こえるんですよ。女性はドライだから、「施設たい」とかですね、面白いですよ。ちょっと心構えをしてもらうお話をします。

——とくに自宅を勧めたいというふうには考えておられない?

宮原 その方の望む方法を勧めたい。自宅ありきじゃない。ちょっと心構えをしてもらうようにいろんな事例を話しています。

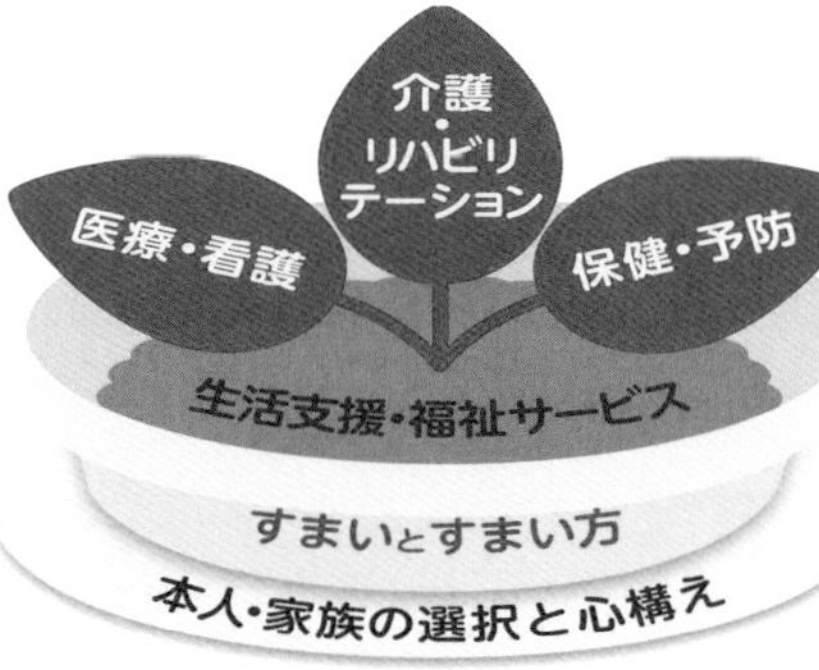

図 16　地域包括ケアシステムの捉え方
地域包括ケアシステムの５つの構成要素（住まい・医療・介護・予防・生活支援）をより詳しく、またこれらの要素が互いに連携しながら有機的な関係を担っていることを図示したものです。
厚生労働省ホームページより（出典・平成２５年３月地域包括ケア研究会報告「地域包括ケアシステムの構築における今後の検討のための論点」）

別に自宅ありきじゃない。先日座談会で話したように、家が病院でいろんなサービスが入ってというのは理想ですけどね。八女の山奥、星野の山奥、上陽の山奥、訪問看護が駆けつけますけど一時間くらいはかかりますからね。それでもいいという方は自宅にされます。本人の覚悟です。あの植木鉢の一番下ですよね。本人の心構え。

訪問看護をしていたときに、実際、一人暮らしでよかっていう方の亡くなった後に行ったこともあります。死亡診断してもらえれば事件にならないからですよね。

――本当にそれでよければ幸せな死だなと思うんです。ただ問題は認知症になったらですよね。

宮原　このごろ、娘さんからお父さんが認知症でどうしたらいいだろうかっていうことで相談を受けたとですよ。たまたまグループホームが空いてたので入られたんですね。ところがその方はじつはがんだったということがわかって、結果そのグループホームで亡くなられたんですけど、娘さんが「どげんしたいか聞いときゃよかった」って言われるんですよね。手術はしないって娘さんが決心されたんだけど、でもそれでよかったっちゃかってたぶん後から思われる。

――身内が推しはかれたらいいですけどね、なにもＡＣＰを書いてなくても。

宮原　だからヘルパーさんにも言うんですよ。日頃の会話の中で、テレビで瀬戸内寂聴さんが亡くなったとか話が出たときに、「自分はなんせんでよかって、このままいこごたる」って言われたらその言葉を記録に残してくださいって。点滴とか「私は血管出らんけんよか」って言われたら、その言葉を残しとってください。それを拾い集めて、今みんなで話し合う場があるので、今は言葉は出らんけど、きっとこう思ってあるよってそこで安心できるっていうかですね。残された者はそうです。

デイサービスでもいいんですよね。なんかそこでワイワイ喋りながら「自分はなんもせんばい」とかね、「最後まで病院で頑張る」とかね、そげんな話をしよんなさったって一言書いとってもらうとです。

――そういうことはヘルパーさんの集まりとかで話されるんですか。

宮原　多職種連携推進会議とかあってですね、いろんな専門職の方が集まって、いろんな話を、困ったこととか、連携の方法とか、先生が介護保険のことがいっちょんわからんとかですね。まずは顔の見える関係を作ってお互いに「ああー」って言えるようになったらいいねって集まるんですよ。

――在宅医療に関するご理解は？

宮原　医師会にちょっと働きかけてあって、先日一回、在宅医療をしたいという先生方の勉強会をしました。なんですけど、その中で、往診と訪問診療の違いを知らんっていうお医者さんがいらっしゃる。

――点数が違うでしょう？

宮原　違います。まずは基本的なことからしようかということで、次は基礎の勉強会になりました。患家に行くには何の書類が要るとか、そこら辺からなんですよ。大きな病院で働いたあと、実家の医院に帰って来られた先生はそこら辺がおわかりにならない。開業医を長くしてある先生が、「それは、こげんこげん」って教えられて、「そげんときは訪問看護を使ったらよかったい」とかですね。

私は訪問看護を使ったらこんな加算がつきますよ、訪問看護指示書はこれですよ、みたいなことをちょっと言うと、じゃ使ってみようかなとかですね。なれた先生はどんどん使われるんですよ。一回タッグを組んでお看取りしたら、次も「またよろしく」みたいな感じになるけど、なかなか敷居が高い。

例えば、開業医の先生が不在の時や対応が困難な場合に原口先生や他の先生に往診を依頼するような協力体制をとるとか。そうすると開業医の先生もとっつきやすいのかなって。よく言われるのは、昼間、医院におったら三人診れるところを、急に呼ばれて往診に行ったら、その人たちを待たせてしまうとかですね。

——主治医、副主治医制とかはないんでしょうか。

宮原　あってもそれには制度がついていかないんですよ。点数が取れない、レセプトが出せない。看取る前から往診や訪問診療で二回以上診察して、看取ったらターミナル加算がつく。でも看取りの時だけ副主治医が往診しても、その前に訪問していないのでターミナルケア加算はつきません。

そこは主治医、副主治医って決めたら、その副主治医もきっちりレセプト請求できるような制度を作らないと、夜中に急に呼ばれるのが副主治医であれば、きついのに報酬が見合わないからですね。

患者さんにしてみたら、「えっ、なんでこの先生が来ると?」って、急に違う先生が来ても「なーん?」みたいな感じですね。前もって一緒に行って、「自分の来られん時はこの先生をお願いしてるから」というくらいだといいけど、そうなったらそうなったで患者さんの個人情報を他の先生にも教えることになるけんですね。

訪問看護も三カ所入れるっていうけど、同じ日に違うところが行ったら、最初に計画されてる訪問看護ステーションはまるまるとれるけど、その他の訪問看護ステーションは突然呼ばれて行っても、少なくしか請求できない。制度が追いついてないとですよ。

――八女筑後の訪問看護師さんたちはずいぶんダイナミックに動いて、頑張っておられますね。

宮原　ここの看護師は必死ですよ。必死で働いているけど、夜中の訪問については赤字ですね。夜中に動いてくれたら、その人には一・五倍の時給を払う。車代とかですね、そういうことを思ったら赤字です。でも、ここは行く。医師会立ですから。

　ここは訪問看護師が多いほうなんですけど、人を増やしたかと思うとケアが増える、増やしたら増えるという具合で。八女筑後訪問看護ステーションは断らないということでずっときているからですね。

――ここの訪問看護ステーションの営業範囲といえば、八女筑後地区全域ですよね？　ヘルパーさんでそこまで行ってくださる方はどれぐらいいらっしゃいますか。そういうステーションありますか。

宮原　行っているところもあります。社長がヘルパーさんで、行ってくださる場合もあります。

――ヘルパーさんが行かれないと一人暮らしは厳しいでしょう。

宮原　ヘルパーさんが週に一回二回行ったとしてもなかなかですね。それならしょっちゅう行くかと言っても、それもまた無理でしょ。

――そうするとまた「住み替え」が具体的になるんですか。この辺の地域性ですか。住んでいたところとかいくら言われても、もう限界集落ですよって、座談会でも松尾さんがおっしゃっていましたよね。

宮原　そういうところにお住まいの方たちって割と限界まで頑張

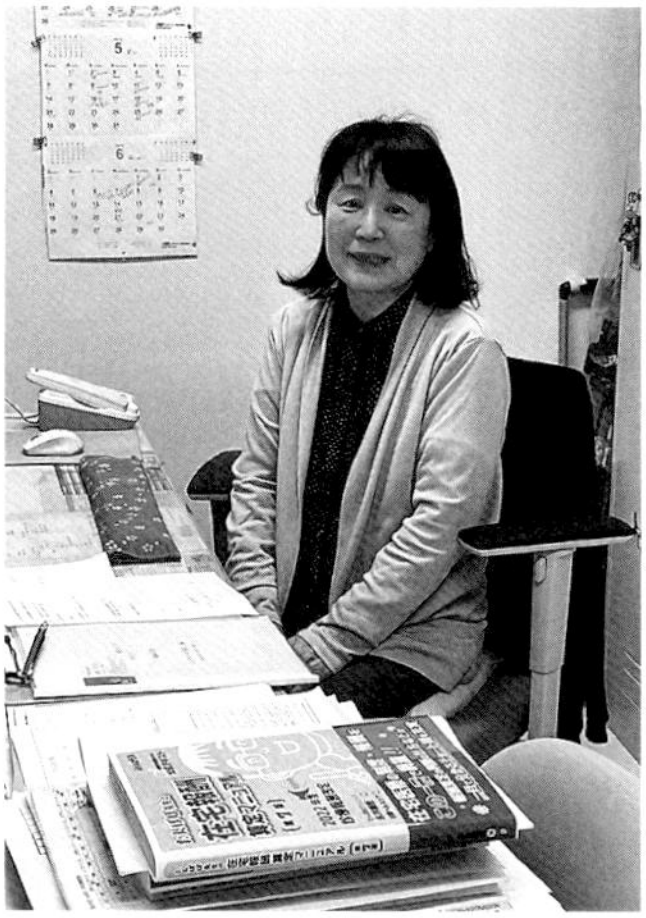
八女筑後医師会在宅介護連携室で相談を受ける宮原文子室長

って、最後は救急車で病院に行ってその後施設に入るみたいな……、そんな方によく会います。動けるうちに、こっち（平野部）に来て施設とかアパートとかに入って……という発想はないみたいです。「動ける間はここにおる、動けんようになったらしょんなかたい」って。

——宮原さんご自身はどう思われていますか。はやくこっち（平野部）に来て慣れていただいたほうがいいですか？

宮原　いやあーーー、それはその人がそう決めたらそうでしょう。

——覚悟ですか？　植木鉢の部分？

宮原　骨折しても誰がいつ訪問してくれるかわからないままずっと痛みを我慢するとか、そういうのはつらいですね。でも、本人がそれでもいいと言われるのなら、家族や行政にも伝えて、遠目で見守るようにします。一人暮らしの方で「死んどるかしれん」って言われて行ったら、ワーッて血が出て亡くなっている方もいらっしゃったんですね。

——山間地に住まわれている場合、インターネットの力って大きいんじゃないですか。例えば奥八女に住んでおられる方とやり取りがあって、電波を飛ばすと遠距離感が縮まるとか。

宮原　矢部のほうはリモートでやってはいるみたいですよ。さっきも看護師が褥瘡の状態を報告してたみたいで、ちょっと判断つかないときにステーションに送って、管理者が見て指示を出すとかですね。家族が写して、おばあちゃんこげんあるけれどもっていうように、六十代七十代の家族の方に教えることはできるかもしれない。実際に今すでにネットを使いこなしてある方も結構いますしね。

——期待できそうですか。

宮原　八女市もそれ考えてですね、高齢者にそのスマホの使い方を教えようっていうのをやってるんで、そうですね。あと遠隔地との連絡。リモートで担当者会議しようとか、でも、つながることがあればつながらないこともある。山間部では電波が通じませんとか。玄関を出て道に出て大きい道路まで行ったら、アンテナが三本立ったみたいにですね。そういうところは固定電話しか使えないんですよ。

――やっぱり大変、わかりました。ところで宮原さんは、元々はどちらの方ですか。

宮原　瀬高町で生まれてみやま市で育って、仕事は公立八女総合病院に看護師で入って、その後、グリーンコープ生協でケアマネをしていたんです。生協は範囲が広いから、浮羽や大牟田から久留米から利用者の希望があれば行きます。当時はケアマネは少なかったんです。

そうこうしている間に在宅で看取ることが何例かあって、ケアマネは計画のところまでで、現場にはあまり入らないんですね。私も実際にやりたいなって思っていたところ、八女筑後訪問看護ステーションが募集していたんです。今の立場は在宅医療介護連携室の室長兼相談員、五年間一人でやってきて、今年の二月からやっと一緒に働いてくれる方がきてくれました。

――宮原さんのメディカルヴィレッジのイメージはいま、どのくらいまできていますか？

宮原　種を蒔いている……ですかね。いえ、土を耕している、かもしれない。

――ありがとうございました。

つなぐ力　託す力

インタビュー　編集者

公立八女総合病院緩和ケア推進センター　池末いづみ

池末　先日の座談会から少し考えていたことで、他の地域に比べると、ここはホスピスにも在宅にもどこにでもつなげられるので私は少なからずプラスと思っていたんですけど、少し欲が出てきて、介護面の問題はどうするか、がん以外の患者さん、心臓や腎臓、呼吸器の病気とかで苦しんでいる患者さんには慢性期の方がいっぱいいらっしゃる。「この方たちは『みどりの杜』に入れないよね」と院内の先生もおっしゃって、そうした方の療養の場とか、まだまだすることがあるなって。

――療養期間が長いし、病気はがんだけじゃないですものね。

池末　そうなんです。がん患者さんはだいぶ選択肢が増えてきましたけど。でも、みどりの杜病院の在宅医療が非がんの患者さんを診てくださるので、先日は状態が厳しい慢性呼吸器疾患の患者さんで、脳梗塞も起こして、胸腔ドレーンを入れたままでも帰れたんです。帰って数日で亡くなられたんですけど。先生たちも「こうやって帰せるんだね」と言ってくださる。それは受け入れてくれるところがあるから帰れるので。ここにみどりの杜の丸山先生と訪問看護師さんが様子を見に来てくださって、主治医の先生ともお話しされて「明日帰ろうね」って。

――それはかなり厳しい……。

池末　胸腔ドレーンで帰したのは初めてだったんですよ。いろんな管が付いたまま帰すことはこれまでもあったんですけど、胸腔ドレーンって、機械もあって、それを自己管理してということもあって。訪問看護師さんががんばってくれたんです。松﨑さんが来てくれました。最後は娘さんの手の中で、帰ったその日に亡くなられたけど、その方が生きた質。「帰りたい」という言葉を家族が聞いて、踏ん切ってくれたからですね。「本人が帰りたいと言ってるから、帰れますか」と聞かれて、「帰れますよ」と答えて、みんなで支援する。

――「帰れますよ」って言えることはうれしいですよね。

池末　そうなんです。八女筑後訪問看護ステーションに限らず他の訪問看護ステーションでも、いろんな患者さんを「大丈夫ですよ」と受けてくださるところが多いんです。皆さんががんばってくださるから、院内の先生たちから「帰せる？」って聞かれても、「帰せますよ」と言える。

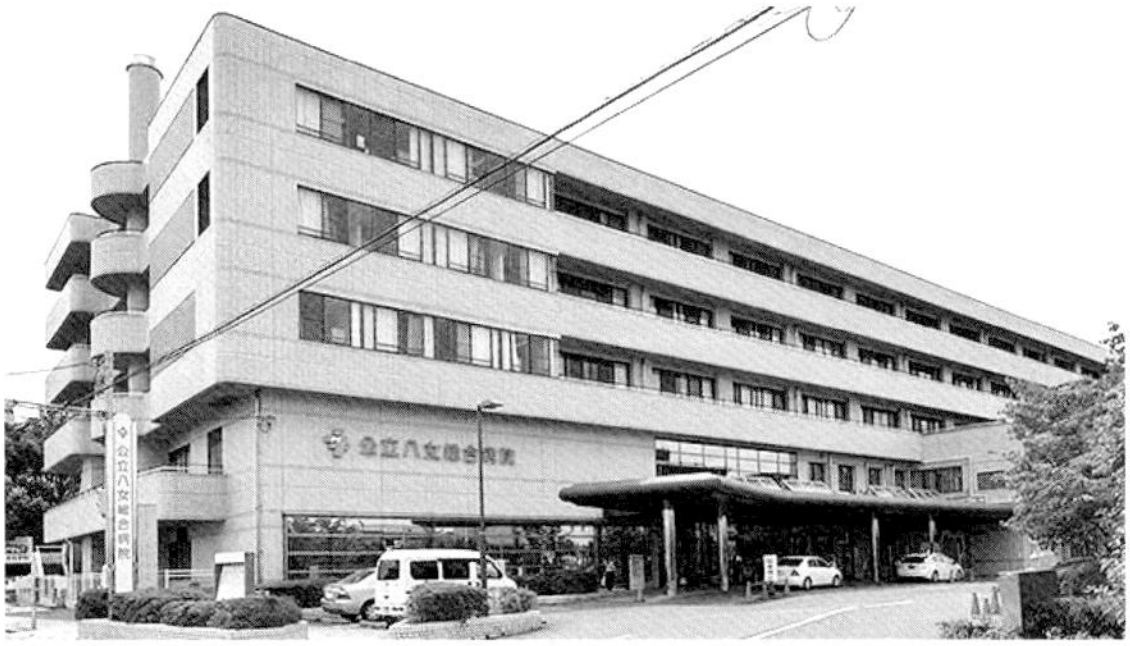

公立八女総合病院

――その判断ができるようになった。

池末　そう、その選択肢があるので、そこからは電話一本でいいからですね。

――がんの患者さんはある程度、段階が見えると思いますけど、非がんの患者さんは大変ですよね。

池末　苦しいなかを近くの病院に酸素を持ちながら通院し、最後の最後までがんばってこられたCOPD（慢性閉塞性肺疾患）の患者さんですが、医療用麻薬もこの方の場合は使えるお薬が限られてきます。がんの場合は、いろいろな薬が使えるのにですね、まだまださまざまな障害があるなと思います。先生たちが一番それを感じてくださっているんですよ。

肝がんの患者さんの循環器疾患を診ておられた先生は、その後もずっとカルテを追っていてくださって、「最後はみどりの杜で過ごせたみたいだね。こうやって過ごせる場所があるといいよね」と言ってくださる。家族の方からの「最期はこうだった」って聞かれて、その言葉をここにも届けてくださる。私たちはつなげて終わるけど、つないだ先できちんとケアしていただける、家に帰る場合もですね。

——池末さんが、八女総合病院の玄関からずっと奥にある緩和ケア外来までの長い廊下を歩きながら患者さんやご家族の話を聞くところからはじまって、つないで、そしてつないだ先で一つのストーリーができるんですね。

池末　そうです、つながっているなというのを感じて。ここにいらっしゃるまでもストーリーがある。ただそこから患者さんや家族を託されてメインになる人が変わっていくだけで、患者さんご自身は変わらない形がいい。だから私たちは引くこともやっぱり大事だと思ってます。患者さんのベストを考えて、「今はつなぐべきだ」というときも大事なんですけど、そのあとは「託す」。私たちは託す力も求められている。

それができるのは、相手が信頼できるからです。訪問看護師さんだったりケアマネジャーさんだったり、もちろん先生も含めて。他の認定看護師仲間の話を聞くと、自分は恵まれているなと思います。

——こういう総合病院になると、各病棟がみんな同じというわけにはいかないと思いますが、池末さんは病棟の中の人ともつながっているんですね。

池末　そうですね。メインは病棟スタッフさんたちと主治医の先生たちなので。私たち緩和ケアチームは後ろからそっと支えるだけの役割なので。

――緩和ケア科は何人ですか？

池末　緩和ケア科の医師は一人です。みどりの杜病院から脇田先生がきてくださって、緩和ケア科も診てくれて緩和ケアチームの先生でもあります。緩和ケアチームはいろんな職種がいて、歯科医師もいれば精神科の先生もいるし、理学療法士、薬剤師、栄養士、臨床心理士……。もう職種が揃ってるんですよ。専従は私一人だけで、他の人は兼任でやってくださって必要なときに入る。私のメインは緩和ケアチームなんですが、「チーム」プラスの「時々外来のお手伝い」。緩和ケアチームの中で一番するのは、患者さんとの対話が多いかもしれません。こういうところがつらいんだとか、いろいろと他愛もないことをお話しすることもありますし、向こうは「何する人かな？」と思うかもしれないくらい、いつも「どうですか？」と行くと話してくださるので。

――樋野先生がおっしゃるところの、一見、ひまげな顔をしてうろうろ……。

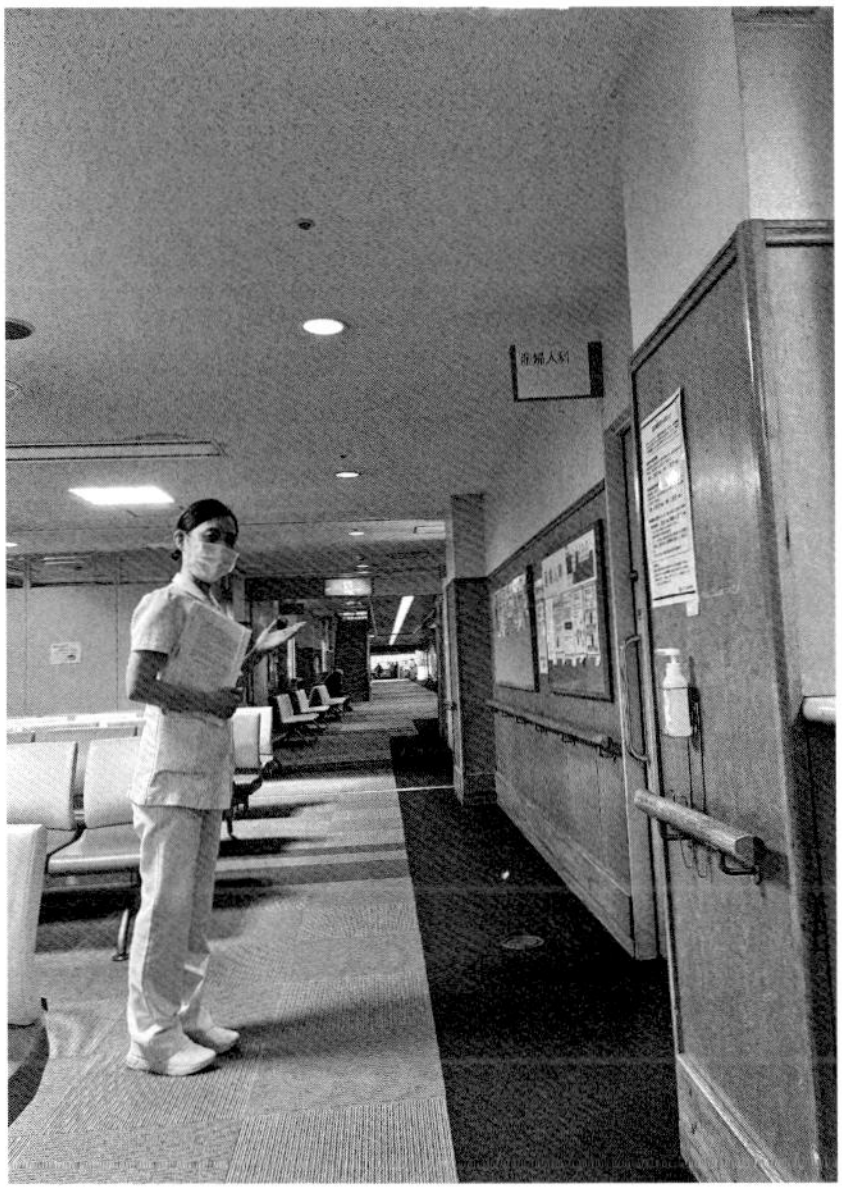

池末いづみ看護師。公立八女総合病院の玄関から緩和ケア推進センターまでの廊下は長い。池末さんは相談に来る患者さんやご家族を玄関で迎えて廊下を歩きながらお話を聞く

池末　そうです。「おまえ暇だろ？」と思われてるかもしれない（笑）。スタッフからも。いつでも話せるよということを含めて。私は病棟のスタッフじゃないということは認識されているので、正直、愚痴だってなんだって聞けるんです。でもそこに誤解があったりするときに、訂正できるのもこの立場の人間だと思うし、「いやいや、こんな思いだったんじゃないの？」と。

患者さんにとってのメリットは、スタッフと先生を信頼することなので、そこに誤解が生じないように、そのへんは気にかけています。病状が変化するときって、患者さんはいろんなことにマイナスが浮かぶことはあるので、それが敵意として向くのが主治医より看護師さんになることがすごく多くて。そこはやっぱり緩和ケアチームが引き受ける役割にならなきゃいけないかなと思って。時には、敵意も受けとめることも必要かなと思います。

——池末さんはみどりの杜病院から異動でこちらにこられたんですよね？

池末　帰るつもりだったんですけどね、なかなか帰れない（笑）。なので、そのへんでは考え方もちょっと変わってきたかもですね。

——必要とされるポジションが明確に見えてきた……？

池末　そうのかもしれません。自分たちはメインじゃないというのがはっきり。

——チームの皆さんもそう思っておられる？

池末　緩和ケアチームのスタッフはみんなそうなんです。それぞれ尊敬できるので、だからやりやすいのかもですね。「どう思う？」って走っていったら、ちゃんと答えてくれる。逆にお互い「どうですかね」とかいう場合、リハのスタッフとかも来てくれるんですけど、「どうやろね」と一緒に考えられるので。

——いいチームですね。

池末　私はチームのスタッフをもう大信頼です。それぞれがプロフェッショナルでいてくれるので。

——プロですね。池末さんはメディカルヴィレッジってどんなイメージですか？

池末　そうですね、患者さんが患者さんでなく生活できる場……。

――生活者に戻れる？

池末　そうです、病気の中に生活があるのではなく、普通の生活ができる場所、過ごせる場所が、いつも安心できるところがあれば、生活者に戻れるのかなと思って。ちょっとつらいなと思ったらこっちにも行けるしこっちにも行けるしという選択肢もたくさんある中で、安心して過ごせる、というところが一番いいのかなと。

今日も患者さんが一言、「治療はしない」って自分で決められたんです。症状が出始めたときにも「何もしない」と言われていたんですけど、いよいよ症状が出てきて受診されて、やっぱり治療はしないけれどみどりの杜の面談を受けておく、って。何かあった場合に、訪問診療も訪問看護も、入れておいたほうが安心だからって、娘さんと二人で来て全部自分で決められたんです。その方が、「まだ生きますよ、私は」っておっしゃったんです。

おそらく厳しい状況であることを担当医に言われて、訪問診療を受けることになって、そこで「もう少し生きようと思ってます」って言われたんです。

その方の「生きる」を支えるのがメディカルヴィレッジだと私は思って。それには安心がないと生きられないので、こういう人たちがどんな状況でも生きられる。このことを私たちは支えないといけない。

――「もう時間がありません」といくら言われたって、最後まで「生きる」と思いますよね。死んでいく人みたいに扱わないでと、きっと。

池末　そうです。それに、生きてるんです。「生きて在る」んですよね、そこに。みどりの杜病院が建つときに、スターティングメンバーとしてオリエンテーションを受けたんです。そのときに、今、みどりの杜病院の医療連携科長をしていらっしゃる岡田修勢《ひろせ》さんが「患者さんは生きるんですということをすごく丁寧に伝えてくださったんですよね。それが自分の中にずっと残ってる。やっぱり「生きる」んですよね、患者さんは。死ぬんじゃない。

――もう時間がないっていくら言われても、今は生きてるんだから、って。

池末　そうなんです。でもその「生きる」がつらくなったときに、ちゃんとサポートできる人たちがいるんですよ、そこのところが安心になるなら。

――メディカルヴィレッジのイメージが見えてきました。もう一つ最初におっしゃった、「少し欲が出てきた」と。メディカルヴィレッジの構想に、子どももいるだろうし、がんだけじゃなくていろんな病気、もちろん認知症の方もいるだろうし、そういうところは池末さんとしては、この病気だけが緩和ケア、ということじゃなくて……。

池末　そう、全部の患者さん。患者さんでもないですね、このまちの人が安心して最期まで生きられる場所になることが、メディカルヴィレッジの一番の答えになりたいな、とは思います。ある意味、健康で老衰になる人も、やっぱり少なからず弱っていったりするからですね。

そのときに、どこが安心？　と聞かれて、「私は家がいい」となったら家にいてほしいし、「家におったら文句言われるから病院がいい」ということなら病院で。「家におったら迷惑かけるから」という人は案外多いんですよ。逆に言えば迷惑をかけるというのがなくなれば家にいられるのかなと思うんですが、でもやっぱり二十四時間だれかが付いておくのは難しいし、不安になるのは家族もですから。そこに関しては、病院と家とを行ったり来たりもしていいし。

――行ったり来たりができると、ずいぶん助かりますね。

池末　家に帰すよというときに、うちの先生がよく言ってくださるんです。「いつでも帰っておいで」って。「救急車で来ていいですか?」って言われると、「救急車でいいよ。そのときは私が診るから」って。緩和ケア科でなく主治医が診てくれたりします。胸腔ドレーンが入っていた方の時も、「いいよ、そのときは自分が診るから」って、先生たちも熱い思いがあって。それで帰りたい患者さんは帰してあげたいという思いが強い。

――もう一つ、在宅で診られる診療所の医師がまだ少ない?

池末　そうですね、私は何年か前に研修に行ったんですよね。オーストラリアではかかりつけ医が最初から最後まで診てくれて、大きな治療だけ大きな病院で診てくれるというかたちができていました。日本とは文化の違いもあるでしょうし、制度の違いとかも関係するんだろうなと思うんですけど。いま、若い先生がみどりの杜で研修を受けて……、岩田先生の話は聞かれました?　精神科の先生なんですけど、身体も一緒に診てくれる。そういう先生たちが研修というか体験させてもらいながら開院されるので、そこは訪問診療して麻薬も使ってくださる。ご自分が不在で誰かサポートしてくれないかなというときには原口先生が行ってくださる。そういう先生たちがもっと増えてくださるといいですね。

――ありがとうございました。

八女筑後の方言 - 4

方　言	意　味	例　文
ぞーたん	冗談	ぞーたんのごつ＝冗談じゃないよ
そーつく	あちこち歩きまわる	
ぞんぞんする	ぞくぞくする（悪寒の表現）	
だだがらか	塩辛い	
たてがう	からかう	
たまがる	びっくりする	
たれかぶる・たりかぶる	下痢をする	
ちかめ	近視	
ちびっと	少し	
つらんみぐるしか	にくらしい	
つんなう	連れ立つ、一緒に行く	
つんぶらう	ふりはらう	
とぜんなか（徒然なか）	さびしい、することがなくて退屈だ	
とつけむなか	とんでもないこと、思いも及ばぬ	
どーまき	帯状疱疹	
どーんなか・どんなか	何でもない	
なごなる	体を横にして休む	
なんかかる	もたれる、もたれかかる	
なんかくる	立てかける	
にやがる	ふざける	
ぬるか	動作が遅く、のろい	
ねがき	寝る前	
ねぶりかぶる	居眠りする	
ねぶる	なめる	
ねまる	食物が腐る	
のさん	たまらない、辛い	
のうなる	紛失する	
はがいか	腹立たしい　くやしい	
はこごたる	吐きそう	
ばさらか　いっぺ	たくさん	

らいおんの家　メディカルヴィレッジのもう一つの拠点に

らいおんの家

みどりの杜病院から二キロほど東に走った新町交差点、その一つ西側の小さな道を入って角から二軒目に「らいおんの家」があります。うっかり見過ごしてしまいそうな普通の民家の構えですが、見上げると白壁に本瓦の立派な古民家であることに気づきます。

ブザーを押すとその日の当番という大久保幸子さんが玄関を開けて、屋内を案内してくださいました。大久保さんは大川から週に三日通ってきて、らいおんの家のお留守番をされているそうです。

玄関から奥に伸びる廊下、入ってすぐの左側に板張りの部屋、その奥に六畳間、八畳間がつづき、襖で仕切られていますが、それを開けるとかなり広いスペースになります。六畳間は中二階からつづく手すりがついた細い廊下が渡っているため天井が高く吹き抜けになっています。八畳間の雪見障子を開けると縁側になり、庭は大家さんの敷地ですが、ガラスの引き戸を開けると家中に風が吹き抜けるでしょう。

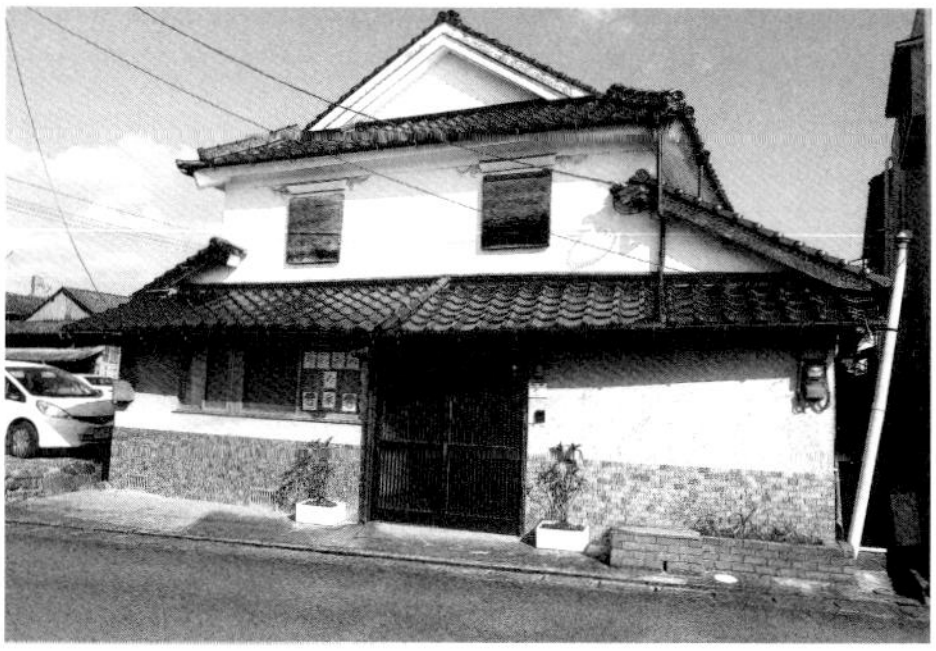

らいおんの家

廊下を挟んで右側にも部屋が二つ、手前の部屋はお茶の間に使われていたのでしょうか、こぢんまりと居心地がよさそうで、その日も市内から訪れた女性が大久保さんに編み物を習っていました。その隣がダイニングキッチンです。ダイニングを抜けると奥に部屋がもう一つ、ドアがついていて、元はこの家の住人の勉強部屋だったのかもしれません。縁側を抜けて奥の急な階段を上ると中二階、誰も使っていない十二畳の部屋があり、古い古い蓄音機がぽつんと置いてありました。

一階の三つの部屋の襖を取った広いスペースにたくさんの人が集まってもいいし、各部屋は少人数で手芸やミニ講座、読書会や勉強会にも使い勝手が良さそうな、多目的で使用できる家屋、中に入るまでは想像もつかなかったなんとも素敵な古民家です。

らいおんの家は新町交差点のすぐそばで、駐車場もあり恵まれたロケーションです。玄関前の道を北に少し行くと旧往還道、「福島の町家は土蔵造りで、商家的な色彩と職人的な色彩を併せ持った、江戸、明治、大正、昭和初期の伝統様式の建物が旧往還道路沿いに連なっています。（中略）昔なつかしいお茶屋、みそ屋、和菓子屋、仏壇店、提灯店、日用雑貨店、手作り蒲鉾店、種物店等がならび日々の生活が営まれ普段着の町並みの魅力にあふれています」と観光案内にもあるしっとりした白壁の街並みに至ります。

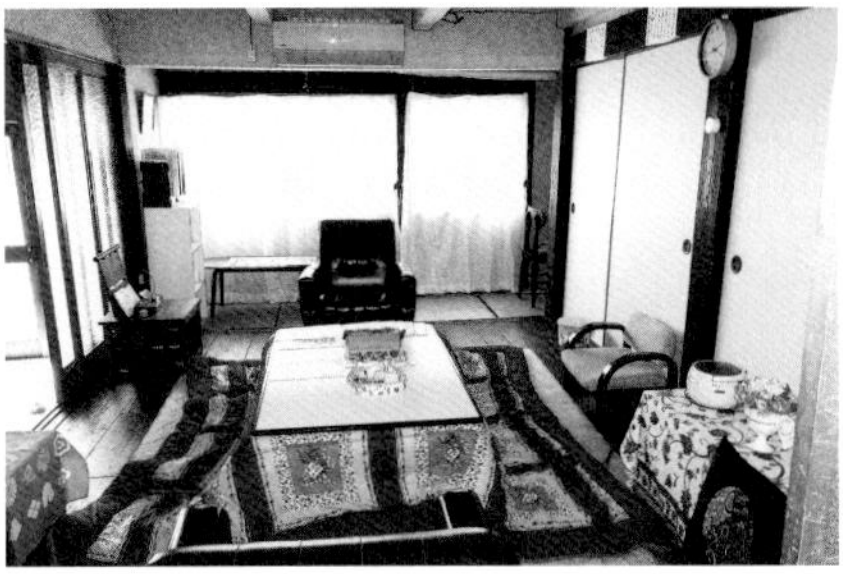
玄関を入ってすぐの板張りの部屋

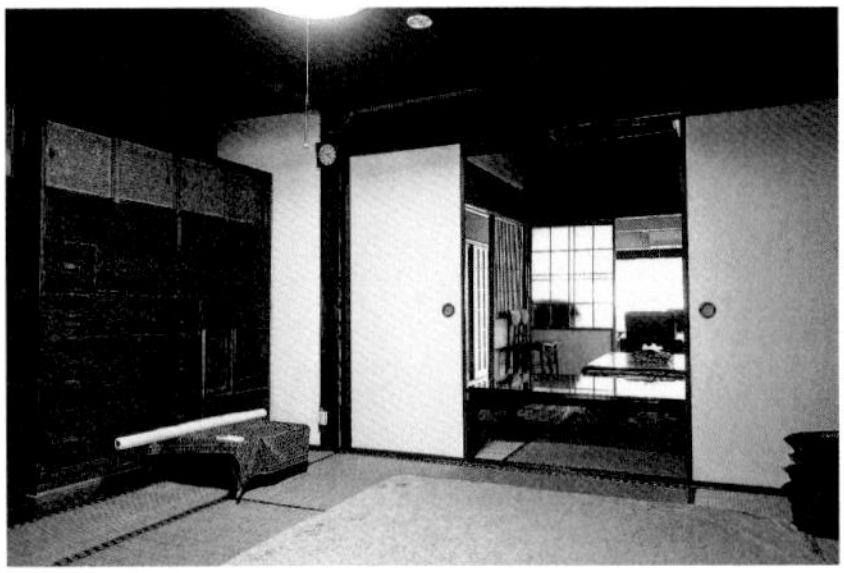
奥の八畳間から玄関に向かって。襖で仕切られて六畳間、板張りの部屋とつづく

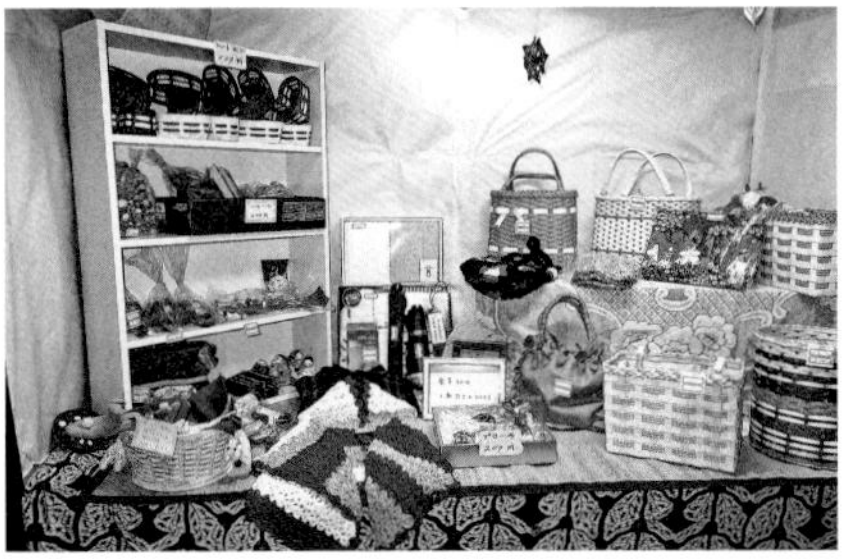
ボランティア手作りの籠や編んだケープなど小間ものや物販用に寄付された品物が並ぶ

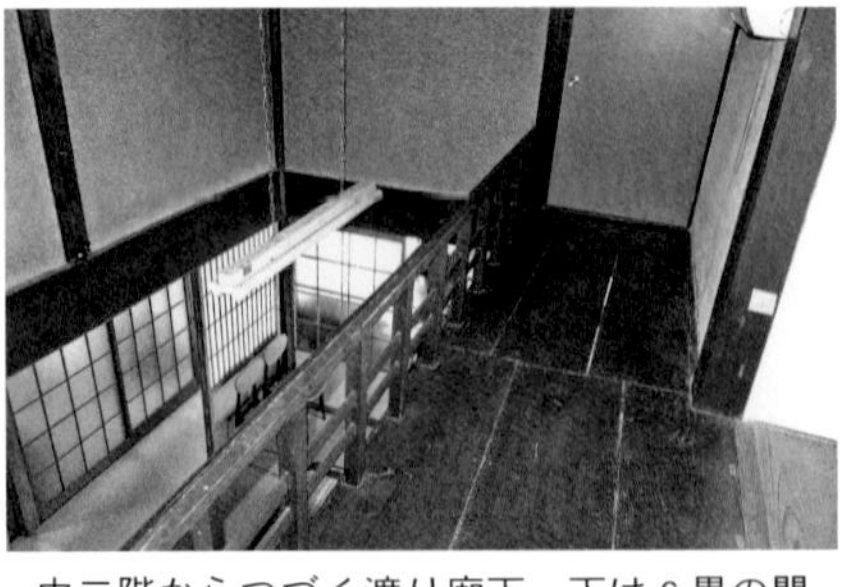
中二階からつづく渡り廊下。下は６畳の間

そんな町の古民家にはちょっと変わったネーミング「らいおんの家」の由来は、NHKで放送されたドラマ「ライオンのおやつ」にあるそうです。重い病にかかった主人公が訪れた美しい島にある「ライオンの家」。そこを訪れる人は、人生最後のときを過ごし、生きる意味を見出していく……、そのドラマに感動したみどりの杜病院の看護師さんでボランティアコーディネーター、そしてらいおんの家の管理者を務める永松美穂子さんのアイデアだそうです。

地域にボランティアハウスをつくろう

みどりの杜病院は以前からボランティアの存在を大切にし、高く評価し、その役割を患者さんやご家族のケアに生かしてきた病院です。院長の原口先生はじめスタッフの理解もあり、コロナ禍で大幅に活動を制限せざるを得なかったにも関わらず、ボランティアさんが増え続けているといいます。

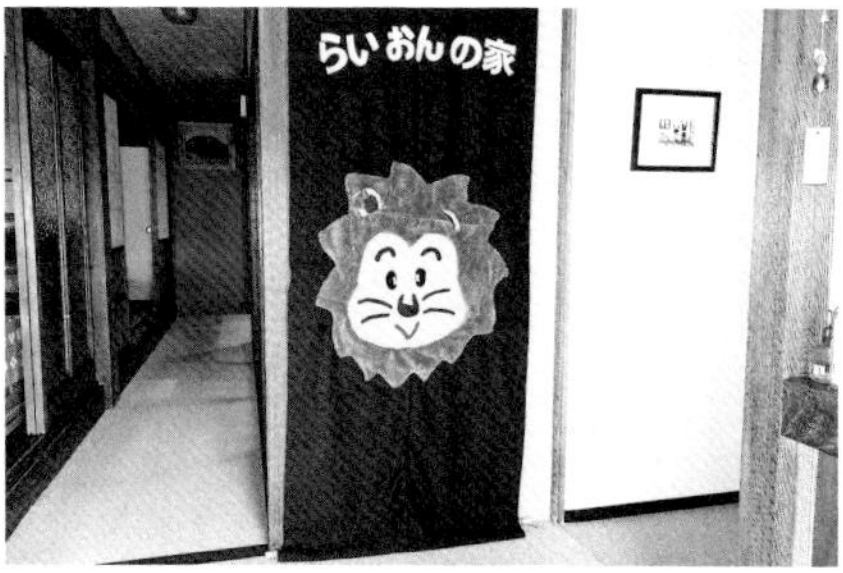

玄関の前に手作りのタペストリー

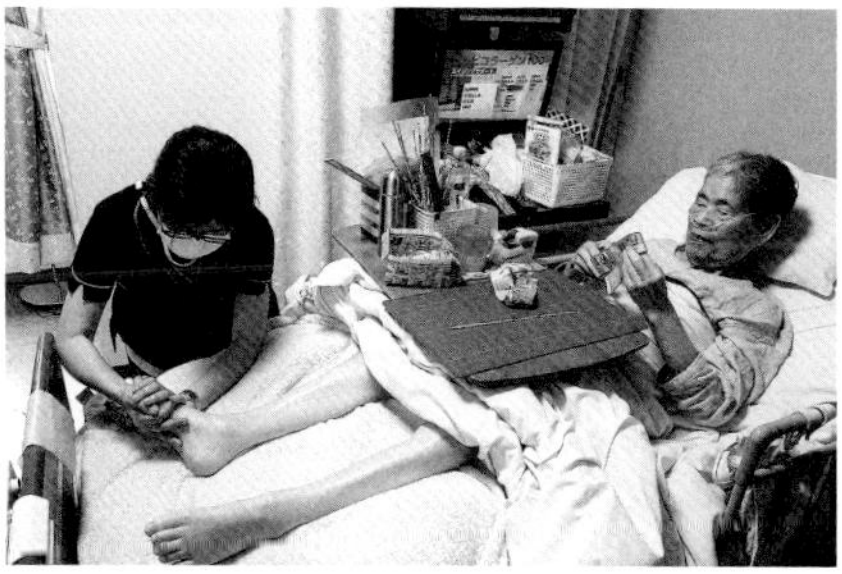
アロマの施術をするボランティアさん

病院側も「なんで？」と不思議に思い、コーディネートする永松さんもよくわからないそうです。例えば、「『アロマのボランティアさんをちょっと増やしたいなあ。誰かいないやろか』とかってあっちこっちで言っていると、『私、アロマしている人も知ってますよ。こんど連れてきますね』っていうところから、一人増え二人増えという具合」なのだそうです。

ボランティア活動は多彩です。ある人たちにとって

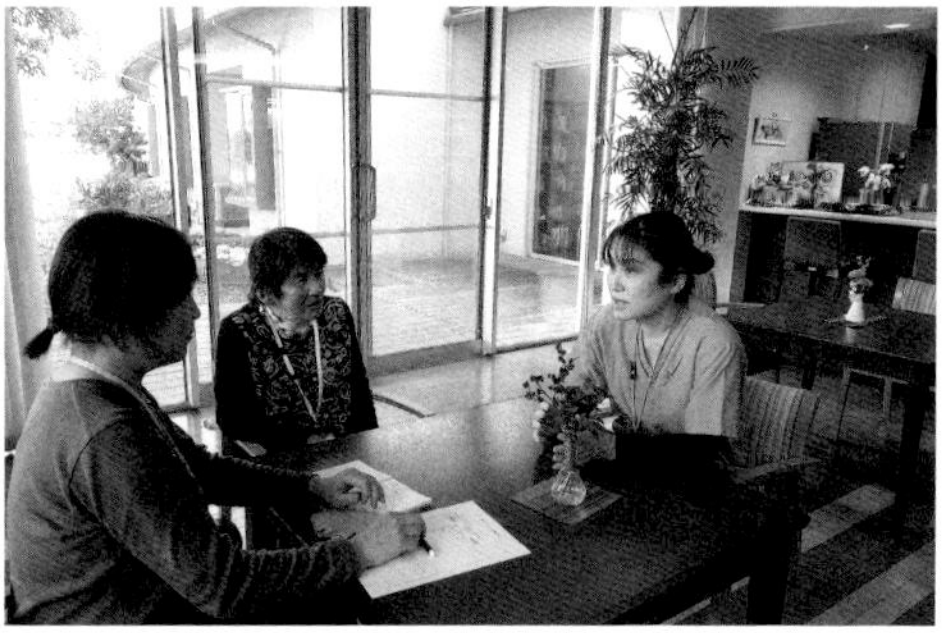

みどりの杜病院のラウンジでボランティアさんと打ち合わせをする永松美穂子さん（右）

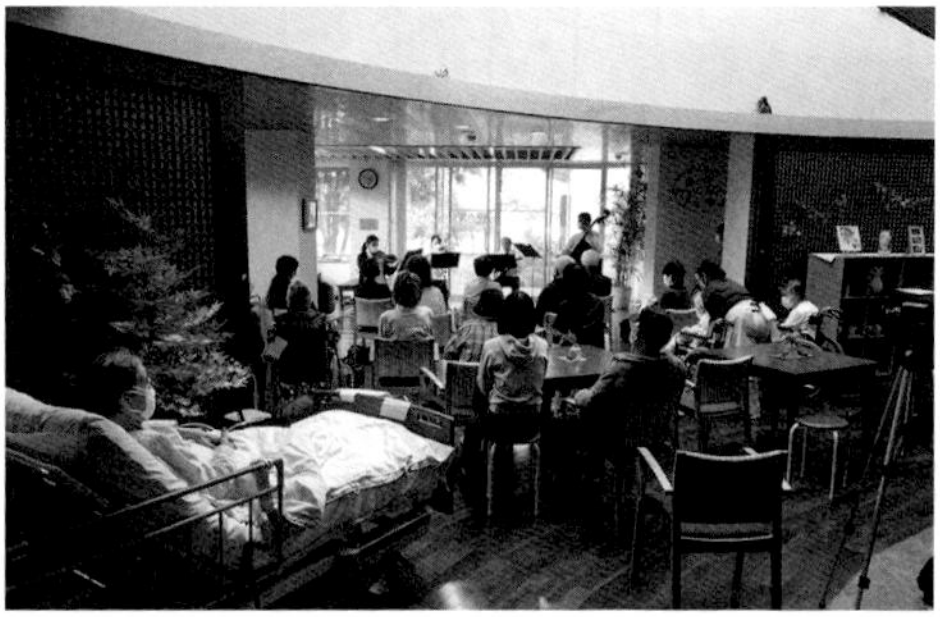

ボランティアさんによるミニコンサート

は特技を活かせる場であり、習熟したアロマや傾聴の技を試せる場です。活かすことにより、「ボランティアさん自身が成長する場にもなっていくことに驚き、感動する」といいます。

また、ある人たちは、患者さんの無聊を慰めるために手芸を一緒にしたり、習字をしたり、お茶の時間の話相手をしたり、季節のイベントのお手伝いをしたり、演奏や踊りを披露したりとさまざまな活動を展開してくれます。また、患者さんと直接関わることがなくても、病院の庭の整備をして草花を育てるなどのボランティア活動もあります。いずれも、ともすれば閉鎖的になりがちな病院と外の世界をつなぐ存在であり、「働き方改革」で時間に追われる病院スタッフと患者さん・ご家族の間の潤滑油的な役割を担う大切な存在です。

そんなボランティアをコーディネートするのが永松さんの仕事ですが、増えてきたボランティアさんの活動の場が病院だけではもったいないと思いはじめました。

「皆さんの思いをいろいろ聞いていると、この病院以外のところでもボランティアを養成すれば、ぜひ来てほしいっていうところはたくさんあるだろうし、小さい子どもたち、小学校や幼稚園、不登校の子どもたちなどに目を向ければ、もっと活動の場が広がる。病院だけに収まるんじゃなくて、地域に根ざして、地域に広げていくというのが一番いいんじゃないかって」、じつは前から思っていたのだそうです。

子どものころから青少年リーダー育成に携わりボランティア活動に馴染んでいた永松さんは、「いつか私、ボランティアカフェをしたかったんです」、「今、病院でやっていることをそのまま地域にもっていく、そしていろんな人が出入りしながら、演奏をしたり、講座を開いたり……、いろんな特技をもつボランティアがやりたいことをそこで実現して、それをみんなで楽しんで、喜ばれて」、「私はボランティアさんに、世の中でもっと活躍してもらいたい。こういう地域の力があるんだとか、そういうものがみんなで活かせるんだっていうところを作りたかったんです」と。

らいおんの家のこれからに

あるときそんな熱い思いを原口院長に語ると、先生はすぐに賛成して協力を申し出てくれました。力強い味方を得た永松さんは夢の実現に向けて、長年傾聴ボランティアを続けてこられた同志の安達さんと市内の物件を探して歩きました。

八女市内に空き家はけっこうあります。それでも「これは！」という家を見つけると、家賃や敷金が高くて決めきれず、なかなか先に進めません。そんな永松さんに、院長が「僕が投資するから、思うようにしてみらんね。僕もボランティアの活動に興味があるし、期待してるから」と申し出ていただいたことで資金面をクリア。二〇二三年「らいおんの家」の開設になりました。

しばらくは院長に資金面で助けてもらうけれど、ゆくゆくは自分たちで運営できるようにしたい。考えているのは、まずは会費制の導入。年間一万円。そのほか寄付を募ったり、団体登録をしてもらい、時間を決めて部屋をレンタルするとか、ボランティアさんの手作り品を売ったり、と自活の道を探ります。

みどりの杜病院の看護師が本業の永松さんは、今のところ少しずつ休みを利用したりしながらスケジュールの管理したり、実際の運営に関わったりしていくそうです。

がんカフェや認知症カフェ、哲学カフェもしたいし、「それと、遺族のケアですね」と。

みどりの杜病院で家族としてボランティアとふれあった遺族が、こんどは自分が何か人のためにできないだろうか、恩返しをしたいとボランティアを志す。これが、双方の生きるエネルギーになってグリーフケアにもつながることに気づきました。みどりの杜病院は年に一度、遺族を開いてグリーフケアをするけれど、どうしても人数は限られるし、遺族側もちょっと敷居が高い。そういう遺族の集いにらいおんの家を使ってもらいたい。らいおんの家であれば、原口院長が言われる継続的なグリーフケアが可能です。

現役を引いた年配のボランティアさんが多いなかで、らいおんの家はボランティア活動の拠点であると同時に彼らの居場所であり、若い世代のボランティアさんには学びやさらに自分の活動を広げる場でもありたい。ゆくゆくは、「暮らしの保健室」のような役割を地域で果たしていきたい、という永松さん。

らいおんの家は、医療・看護・介護・福祉に関わる人だけではなく、地域の人みんなでメディカルヴィレッジを創る大きな可能性をもつ拠点になりそうです。

らいおんの家
月曜日～金曜日　午前十時～午後三時まで開いています。
八女市本町二－二六四　〇九〇－六四二二－六一〇二
ボランティア活動に興味がある方はご連絡ください。

八女筑後の方言 - 5

方　言	意　味	例　文
はってく	遠ざかる	
はじかか	麦の穂などが皮膚をこすった時の感じ	
はりこむ	頑張る	
ひだるか・ひもじか・ひもしか	空腹だ、お腹すいた	
ひょーぐる	人の前でおどける	
ひらひらする	チクチクする	
ひんのむ	飲み込む	
ふ	運	ふがよか ＝運がいい
ふーたらぬっか	生ぬるい、馬鹿らしい	
ふとらかす	育てる	
まる	小便をする	まりかぶる ＝小便を漏らす
みたむなか	みっともない	
みみらん	聞こえない	
みみご	耳垢	
むご、むごー、むごとこ	巧妙に、上手に、見事に	
むぞか	可愛い　かわいそう	
めんめん	ひとりひとり	
もっとっと	丁重に	
もてん	耐えられない	
もやもん	共同	
やおいかん	手強い、容易でない	
やおなか	きつい、つらい、偉い、立派、しっかりしている	
よごどる	曲がっている	
よーら、ようら	適当に、簡単に、そのまま、ほったらかし	
よさり	夜	
よんべ	昨夜	

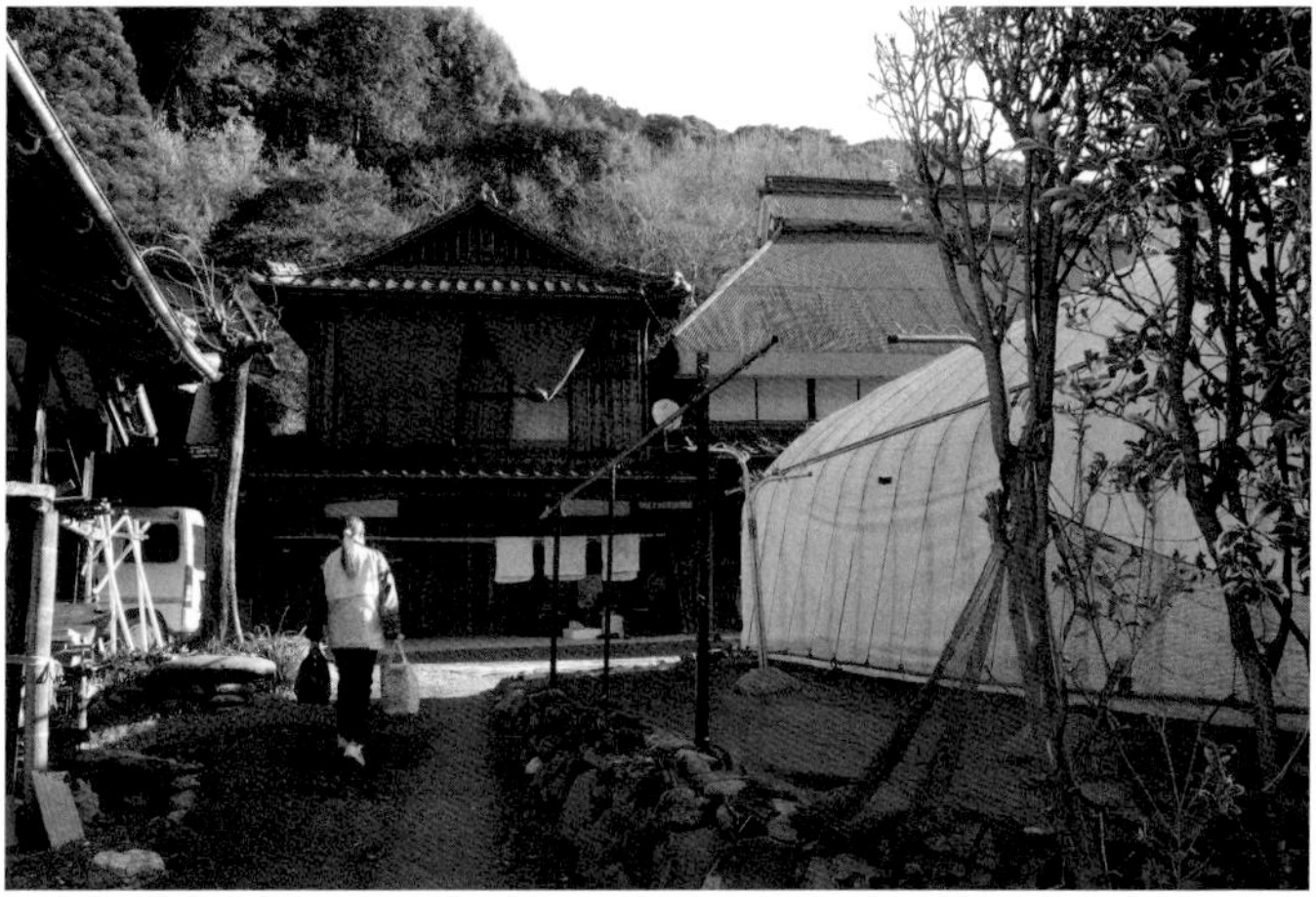

巻末資料

ホスピス緩和ケア、在宅ケアをもっと知るために

ホスピス緩和ケア・在宅ケア

Q＆A集

みどりの杜病院　編

初版　2023年2月22日／2024年1月改訂

1. ホスピスとは？

Q 1-1）ホスピスと普通の病院とどう違いますか？

A 1-1）ホスピスは、がんなどの治癒が望めなくなった病気を抱える患者さんの体の苦痛や心のつらさや社会的な問題などに対して、病気だけでなく生活全体を支援する全人的なケアを行う取り組みですが、そういうケアを行う病院や病棟などの場所のことも言います。

普通の病院では、主に病気を診断するための検査や病気を治すための治療が行われますが、画一的に検査や治療が行われる傾向があり、患者さん一人ひとりの個別の配慮が難しい現状があります。ホスピスではほとんどの病室が個室で静かで落ち着いた環境であることや、苦痛緩和を習熟した医師や看護師がケアを行います。さらに普通の病院との違いは、一人ひとりの患者さんの体調や生活のペースに合わせて個別にケアが行われることです。

Q 1-2）ホスピスに入ったら生きて出られない、死を待つだけではありませんか？

A 1-2）がんなどの治癒が望めなくなった患者さんが入院されますので、入院してそのまま看取りになる場合が多いのですが、体調が回復して自宅や入所施設に帰られる場合もあります。

最近はホスピスの利用の仕方が変わってきて、体験入院をされる場合もあります。在宅ケアを受けている患者さんがご家族の介護疲れを癒すために一定期間入院される場合もあり、それを「レスパイト入院」とも言います。

在宅ケアを受けている患者さんが、苦痛症状を緩和して体調を整えるために一時的に入院される場合もあります。

2. 入院手続き

Q 2-1）入院するためには、どういう手続きが必要ですか？

A 2-1）かかりつけの病院から当院に紹介してもらいます。患者さんやご家族から当院に入院したいという意思表示があって、かかりつけの病院の医師が応じられる場合もありますし、かかりつけの病院の医師から当院への入院を勧められる場合もあります。

かかりつけの病院の医療連携室から当院の医療連携室に紹介状が届いたら、患者さんやご家族と入院面談の期日を調整します。入院面談に来ていただくのはご家族だけでも構いません。必ずしもご本人が来ていただく必要はありません。まず入院面談をしていただいてから、入院に必要な手続きが始まります。

A 2-2）面談前にみどりの杜病院内を見学することはできますか？

A 2-2）入院前面談終了後に希望される方には病院内・病室を見学していただいていますが、面談前に見学することも可能です。お電話で見学日時の予約をお願いします。

Q 2-3）面談時に入院の予約はどのようにするのですか。

A 2-3）入院予約に際して以下のことを確認させていただきます。

1．患者さんまたはご家族ががんであることを知っているかどうか。

2．みどりの杜病院では抗がん治療を受けることはできない。

3．苦痛緩和のために医療用麻薬を使用することがある。

4．延命治療を行わない

これらに同意していただき、患者さんまたはご家族が入院を希望された時点で無料部屋や有料部屋の希望を考慮し、入院調整を行っていきます。

Q 2-4）通常の病院入院に面談は求められませんが、ホスピスではなぜ面談が必要なのですか？

A 2-4）通常の病院に入院するのは、病気を診断したり治療するためであり、患

者さんやご家族、病院のスタッフもほぼ同じ認識です。

しかし、ホスピスに対しては、患者さんやご家族の認識や期待はさまざまです。ホスピスでは患者さんやご家族の求めに応じてケアを行いますので、あらかじめ面談を行って患者さんやご家族が求められることを詳しく聴いておく必要があります。そうでないとホスピスでの療養が期待と異なり、不満を感じられることになるからです。

Q 2-5）面談を受けることに料金が発生する根拠を教えてください。

A 2-5）面談を行う際には、患者さんご本人やご家族にはその時間を作っていただきホスピスに出向いていただくご苦労があるかと思いますが、病院スタッフにおいても面談の前準備、面談時の取り組み、面談後のまとめや評価、入院判定会議などに専念する時間が必要です。

ところが、ホスピスの病院業務で非常に大切な部分を占めるこの面談においては医療保険が適用されませんので、労働対価として面談料を計上させていただく次第です。

Q 2-6）しばらく自宅療養を考えています。介護保険の申請は必要ですか？

A 2-6）介護や支援を要すると見込まれる方は、要介護認定を申請することをお勧めしています。お住まいの市町村の担当窓口に「要介護認定」の申請をしてください。市区町村の職員などが自宅を訪問し、心身の状況について患者さんやご家族から聞き取り調査を行います。また主治医に心身の状況について意見書を作成してもらいます。認定調査の結果と主治医意見書をもとに介護認定審査会で審査され、介護を必要とする度合いが判定されます。

申請時点で介護支援が必要でない場合は、お住まいの市区町村の地域包括支援センターへご相談ください。

3. 入院の条件

Q 3-1）本人へのがんの告知をしていませんが、どうしたらよいですか？

A 3-1）がんの告知は昔も今も大きなポイントです。ホスピスに入院するのに必ずしも告知を行わなければならないわけではありません。今までにがんの告知を行わずにきているのであれば、その状況のままでも構いません。

ただし、患者さんが自分の体調が回復せずに日ごとに悪くなっていく状況に関して不安や不信感が増大する場合は、治らない病気であることや、がんであることを告知することが、ご家族や医師・看護師等の医療スタッフとの人間関係を円滑にするために望ましい場合もあります。

患者さん本人は大きなショックを受けられますが、やがて「これからどうしようか？」と残された時間の過ごし方を真剣に考えられるようにもなります。ご家族が告知をされる場合もあります。当院の医師が、時間と場所を設定して、ご家族と看護師の同席の上で告知を行うこともできます。告知を積極的に行わなくても、本人から「自分はがんではないですか？」と尋ねられたら、否定せずに「どうしてそう思われますか？」と尋ねることで、患者さん本人の思いを聴いて、その思いに合わせながら「治りにくい病気です」、「悪性です」、「がんです」などいろいろな答え方をすることになります。「治りにくい病気」とか「悪性」という言葉で、自分の病状を納得されることも度々です。

Q 3-2）他病院で抗がん剤治療中です。治療を受けていない（休養）期間に入院できますか？

A 3-2）がん治療中にあって治療を受けていない（休養）期間は、がん治療それ自体を原因とする苦痛症状（治療の副作用）が生じることも多く、治療病院での加療が適切と考えています。その意味で、ご指摘の期間はがん治療中と判断し、当院への入院受け入れはできません。がん治療が終了したり中止となれば、入院は可能です。

Q 3-3）がんがなくても入院できますか？

A 3-3）みどりの杜病院は、がんと診断された方が入院できるホスピス緩和ケア

病院です。がんと診断されたことのない方の入院受け入れはできません。

Q 3-4）がんが疑われていますが、高齢で確実な診断が出ていません。入院はできますか？

A 3-4）がん細胞を顕微鏡で確認する確実な診断が困難な場合においても、診療経過や得られた画像検査からほぼがんで間違いないと判断される場合があります。複数の医師の協議の結果、がんと判断されることもそうでないこともありますが、がんと判断されれば入院は可能です。したがって、入院可否の検討のために少し時間をいただくことがあります。

Q 3-5）がんに罹患していますが、高度の認知症があります。入院の許可はおりますか？

A 3-5）認知症があっても入院していただけます。ただし、行動異常があって目が離せないような場合には、安全にケアを行うための体制を整えるために、少し準備をさせていただくことがあります。

Q 3-6）福岡県内に住んでいなければ入院できませんか？

A 3-6）居住地が県外であることを理由に入院をお断りすることはありません。

Q 3-7）生活保護を受けていますが入院できますか？

A 3-7）生活保護受給されていることを理由に入院をお断りすることはありません。

Q 3-8）本人が緩和ケア病院への入院を嫌がっている場合でも入院できますか？

A 3-8）患者さん本人が緩和ケア病院への入院を希望されていない場合は、入院受け入れができない場合があります。みどりの杜病院では、患者さん・ご家族の意思を尊重し治療やケアを行っています。患者さん本人が納得されない中での入院・療養は、患者さん・ご家族にとってつらい時間となる可能性が高いため入院受け入れができない場合があります。

4. 入院費用

Q 4-1）ホスピスは高いと聞きましたが、どれくらいお金がかかりますか？

A 4-1）「ホスピス」は特別高額な費用がかかると心配されている方もおられますが、各健康保険や高齢者医療制度の適用になり、他の医療機関に入院された場合と保険制度上は同じ扱いになります。

		1カ月の費用目安	
年　齢	負担割合	一般・低所得者	現役並み所得者
75歳以上	1割	約146,000円	3割 約438,000円
70～74歳	2割	約292,000円	
70歳未満	3割	約438,000円	

上記の費用は、あくまで概算費用です。診療報酬の改定により変動する場合があります。

入院前にご自分の加入している健康保険の窓口（市役所、社会保険事務所等）に保険証や印鑑を持参して「限度額適用認定証」を交付してもらって、病院に提出すれば、下記のように自己負担限度額の支払いですみます。

高額療養費自己負担限度額

年　齢	適用区分	1カ月あたり医療費	食　費（1食）	合計（1カ月／30日）
70歳以上	現役並み（年収　1,160万円以上）	252,600円	460円	294,000円
	現役並み（年収　～1,160万円）	167,400円		208,800円
	現役並み（年収　～770万円）	80,100円		121,500円
	一般（年収　～約370万円）	57,600円		99,000円
	II住民税非課税	24,600円	210円	43,500円
	I住民税非課税	15,000円	100円	24,000円
70歳未満	年収　1,160万円以上	252,600円	460円	294,000円
	年収　～1,160万円	167,400円		208,800円
	年収　～770万円	80,100円		121,500円
	年収　～370万円	57,600円		99,000円
	住民税非課税	35,400円	210円	54,300円

有料部屋をご希望の場合、差額室料をご負担いただきます。差額室料は、健康保険及び高額療養費制度の適用外です。（2023年2月時点）

Q 4-2）有料部屋の料金の差は何が違うのですか？

A 4-2）みどりの杜病院では 4 種類 30 室の部屋を準備しています。

無料個室は、Ａタイプ 21 室、有料個室はＢタイプ・Ｃタイプ・Ｄタイプの 3 種類 9 室となります。部屋のタイプにより広さや室内の装備品が異なりますが、全ての部屋にトイレ・洗面台・TV・冷蔵庫・収納・スリーパーチェア・金庫が完備されています。

有料個室の追加装備品

Ｂタイプ	冷凍冷蔵庫・DVD プレイヤー・シャワー
Ｃタイプ	冷凍冷蔵庫・DVD プレイヤー・シャワー・浴槽・一人掛けソファー
Ｄタイプ	冷凍冷蔵庫・DVD プレイヤー・シャワー・浴槽・一人掛けソファー ミニキッチン・ソファーセット・マッサージチェア

入院前面談時に資料をお渡ししますが、ご不明な点はスタッフにお尋ねください。

Q 4-3）食事が少ししか食べられなくても、料金は同じですか？

A 4-3）ホスピス緩和ケア病院に限らず、入院中の食事代は全国一律の値段に決まっています。これは健康保険の入院時食事療養費という制度により標準負担額が決まっているからです。1 日の食事代は 1 食につき負担額が一食 460 円と決められており、1 日 3 食提供した場合、1 日 1,380 円／ 1 カ月 41,400 円となります。なお、医療費の自己負担割合に応じ食事の負担額が異なる場合があります。

Q 4-4）請求書はいつごろもらえますか？

A 4-4）前月分の請求書を翌月 10 日頃お渡ししています。受付窓口でお支払いください。

Q 4-5）請求書が届いたら、いつまでに支払いを済ませたらいいですか？

A 4-5）次に来院された際にお支払いいただくと幸いです。通常、月末までにお支払いいただくようお願いしています。

5. 診療内容

Q 5-1)　抗がん剤治療をしてもらえますか？

A 5-1)　当院では抗がん剤治療は行いません。当院には治癒が望めなくなったがんの患者さんが入院されますので、抗がん剤の効果は無いと判断しています。患者さんの体の負担になることは行わず、体調を整えるようなケアを行います。治癒が望めなくなった場合、抗がん剤を使うことは体の負担になり、かえって体の衰弱を早めてしまうと考えています。

Q 5-2)　点滴をしてもらえますか？

A 5-2)　点滴をすることはあります。「あまり食べられなくなった」「物が飲み込めなくなった」ということで点滴を希望される場合があります。

　がんは、体全体に影響が及ぶので、点滴をしたからといって延命できるわけではありません。飲食で口から入る水分は胃腸で調節されて必要な量だけが体に吸収されますが、点滴では一定の水分が強制的に血管の中に入っていきます。調節できる以上の水分が体に入るとむくみが出たり、肺がむくんで痰が増えたり、息が苦しくなったり、心臓に負担がかかって体がきつくなったりすることがあります。点滴をすることでかえって体の負担になってしまうことになります。また点滴の針を刺したり、点滴している間は自由に動けないことを負担に感じる方が多く、ホスピスでの療養が安楽ではなくなってしまいます。

「口から食べられなくなったら、それは寿命だ」という自然の寿命という考えもあります。がんは食欲がなくなることだけでなく、痛みや息苦しさや倦怠感などの苦痛を伴うことがほとんどです。点滴をすることで苦痛を長引かせてしまうことにもなります。点滴をしないと痰が少なくなり、呼吸は楽になります。また腹水や胸水や手足のむくみがあっても吸収されて減っていきます。

Q 5-3)　輸血をしてもらえますか？

A 5-3)　輸血をすることはあります。輸血には貧血の治療として行う赤血球輸

血と血小板を補う血小板輸血があります。普通の病院では血液検査を行って、赤血球や血小板の数を調べて、それをできるだけ正常値に近づけるように輸血が行われています。白血病などの血液の病気でずっと輸血を受けてきた患者さんもおられます。

ホスピスである当院へは、輸血の効果が見られなくなったということで紹介を受けています。つまり輸血を行うことが延命につながらないと判断された場合です。輸血を行うことが、肺や心臓の負担になって、呼吸苦や倦怠感が増す場合もあります。

当院でも貧血のために倦怠感が強い場合には、赤血球輸血を１パック行ってみて、倦怠感が緩和されれば、再度倦怠感が強くなった場合に赤血球輸血を行うことはあります。赤血球輸血を行っても倦怠感が緩和しなければ、継続して行うことはありません。血小板輸血を行うことはありません。

Q 5-4)　リハビリ療法はできますか？

A 5-4)　できます。みどりの杜病院では、現在週に３回、公立八女総合病院の常勤のリハビリ療法士が行っています。「歩けるようになりたい」、「痰をうまく出したい」、「食べものや飲みものが飲み込めるようになりたい」、「手足のむくみを減らしたい」、「楽しく過ごしたい」などリハビリの目的は異なりますが、その目的に応じて当院で出来る可能な範囲でリハビリの計画が立てられます。その他の日は当院の医療スタッフが行うようにしています。

Q 5-5)　入院中に民間療法（補完代替療法）を行うことはできますか？

A 5-5)　原則として民間療法は許可しています。医療者側から積極的に勧めるものではありませんが、患者さんやご家族の納得という視点に立って、許可しています。

民間療法は多岐にわたるため、なかには患者さん自身に有害なものや、他の入院患者さんに迷惑となったり悪影響があるものも含まれている可能性があります。医療者に使用前に相談していただき、その可否は個別に判断させていただきます。また、使用（利用）可と判断された場合においても、自己管理をしていただくようにお願いします。

Q 5-6）　現在、丸山ワクチンを打っていますが、入院後も続けられますか？

A 5-6）　丸山ワクチンは、入院後も継続して行うことができます。

Q 5-7）　入院中にがん以外の持病（高血圧・糖尿病など）の治療はしてもらえますか？

A 5-7）　今まで治療されていたお薬は（多少の内容変更等は行う可能性はありますが)、飲むことが可能なかぎり当院でも処方することができます。

がんの療養をしながら生活するなかにあって、持病の治療自体が患者さん本人の困難や煩わしさになる方もいれば、生活を維持する上での不可欠になっている方もいます。患者さんやご家族と話し合って、その時々で持病治療の調整もしていくことができます。

Q 5-8）歯科の治療を受けたいのですが、かかりつけを受診できますか？　ここで治療を受けられますか？

A 5-8）ご家族の付き添いがあれば、外出してご希望の歯科を受診していただくことも可能です。ご予約やお支払いなどは、ご家族でお願いいたします。

また当院への訪問歯科診療がございます。希望される場合はスタッフにお尋ねください。訪問歯科をご紹介いたします。現在は新型コロナ感染予防対策のために外出ができませんので、訪問歯科をご利用ください。

Q 5-9）インフルエンザワクチン接種を受けられますか？

A 5-9）ご希望があれば、当院にてインフルエンザワクチン接種は可能です。

Q 5-10）　新型コロナのワクチン接種は受けられますか？

A 5-10）　当院では行っておりません。ご家族の付き添いがあれば、他の医院などに予約して接種していただくことは可能です。

Q 5-11）　心のケアをしてもらえますか？

A 5-11）　心のケアは、ホスピスでの大切なケアの一つです。患者さん本人が心のつらさを表出される場合もありますし、表出できないつらさを医師や

看護師が聴き取ったり感じ取ったりします。

心のつらさには、不安・いらだち・孤独感・恐れ・うつ状態・怒りなどの精神症状があります。また「生きている意味や生き甲斐を見出せない」、「あぁすればよかった、こうすればよかった」という自責の念、罪の意識、死の恐怖、「死んだらどうなるのか？」など死生観に関わる悩みなどのスピリチュアルペインがあります。

心のケアを行うには、傍らに座り傾聴し共感し受容するといった関わりが基本になりますが、向精神薬などを処方する場合もあります。心のケアを専門とする精神科医や臨床心理士や臨床宗教師などのサポートを受けることもできます。

Q 5-12） 本人・家族が望めば、安楽死はしてもらえますか？

A 5-12）安楽死は行いません。安楽死は「生命を意図的・積極的に短縮・停止させることを目的として行う」行為であり、法的に認められていません。

補足ですが、通常の緩和治療によってはどうしても苦痛が緩和できない場合に限って、患者さん本人の意志やご家族の同意のもと、「鎮静」といって“眠りながら過ごしていただく”方法が選択されることはありますが、これは安楽死とは異なります。

6. 医療用麻薬

Q 6-1） 麻薬を使うと眠ったままで何もできなくなりませんか？ 麻薬を使うと頭がおかしくなりませんか？ 寿命が短くなりませんか？

A 6-1） 「眠ったままになる」ということは、病状の進行によっても起こってきます。「頭がおかしくなる」というのは、辻褄の合わない言動がみられる「せん妄」という状態だと思われます。病気の進行にともなって脳の働きが弱ってせん妄がみられる場合もあります。

医療用麻薬は適切に使用すれば、痛みが緩和して穏やかな生活を送りながら仕事や家事を続けることができます。医療用麻薬の主な副作用に眠気・吐き気・便秘があります。副作用を予防するために、吐き気を抑える薬や

便秘薬を併用したり、麻薬の量を調整したり、麻薬の種類を変更することもあります。医療用麻薬の副作用としてせん妄がみられる場合もあります。医療用麻薬の副作用と判断された場合には、薬の量を減らしたり他の麻薬に変更したりします。麻薬を使っても、命の長さが変わるわけではありません。苦痛があると、痛みに耐えて過ごすことになり、それだけエネルギーを消耗することになります。

Q 6-2） モルヒネは最後に使う薬ではありませんか？

A 6-2） 医療用麻薬モルヒネを使う時期は、早い方ではがんを抱えて仕事や家事に従事している時期からになります。数年間使い続けている方もいます。

病気が進行して痛みが強くなってきたらモルヒネを使わざるを得ない場合が多いので、「最後に使う薬」というイメージがあるのでしょう。

医療用麻薬モルヒネには内服薬も坐薬も注射薬もあります。モルヒネ以外の医療用麻薬も数種類あります。痛みの強さや体の状態に応じて適切に薬剤を選択して、できるだけ長く穏やかな生活が続けられるような取り組みが行われています。

Q 6-3）昔、医療用麻薬モルヒネを使用した母親が苦しんでいましたが、使っても大丈夫ですか？

A 6-3）モルヒネを使うのは苦痛が強い場合なので、モルヒネのために苦しまれたのか、がんのために苦しまれたのかは判断できませんが、身内の厳しい場面に遭遇するのはつらい経験だったことでしょう。ご心配はよくわかります。

最近は、医療用麻薬の種類も増えてきましたので、副作用の少ない薬を選んだり、体に負担の少ない安全な使い方ができるようになってきましたので以前の状況とは異なっていると考えます。

7. 入院生活

Q 7-1）入浴や食事などの生活のお手伝いはしてもらえますか？

A 7-1）食事・入浴・排泄などのお手伝いは通常業務として行っております。

Q 7-2）入院時持参する履物はスリッパでよいですか？

A 7-2）転倒を予防するためにも踵《かかと》のある履物をご持参ください。履き慣れていて足元が安定している「靴タイプ」の履物が安全です。ご自宅で履いている運動靴やスニーカーなどをお持ちいただいても結構です。

Q 7-3）　面会や付き添いができますか？

A 7-3）　面会や付き添いは自由です。

Q 7-4）　付き添い者は病室で飲食できますか？

A 7-4）飛沫感染防止策として現在、付き添いの方の病室での食事は控えていただいております。生活支援者が食べる食品を持参された場合は、スタッフへお声がけください。別室をご案内します。飲みものは病室で飲んでいただいてかまいませんが、患者さんから離れた場所でお願いします。

Q 7-5）家族は泊まれますか？　人数や日数に制限はありますか？

A 7-5）通常、ご家族はお泊りになれます。自室内にお泊りになる場合は、人数や日数に制限はありません。貸し布団（1組1日 330 円）があります。家族室を利用される場合は翌朝 10 時まで、連泊は 2 泊までとなっております。連泊の場合は 24 時間ご利用可能です。他のご家族のご利用がない場合は、続けてご利用いただくことも可能ですのでご相談ください。なお、現在は新型コロナ感染予防対策のために、家族室の宿泊利用ができません。

Q 7-6）外出・外泊はできますか？

A 7-6）外出・外泊は主治医の許可があれば可能です。届け出用紙に記載していただき、21 時までに帰院ください。外泊は 2 泊までとなります。それ以上

の外泊は退院となります。なお、現在は新型コロナ感染予防対策のために外出・外泊はできません。

Q 7-7）病院食以外に食事等の持ち込みはできますか？

A 7-7）原則としてお食事に制限はありません。お好きなものを食べていただいて結構です。嚥下が難しい場合は、誤嚥の危険性がありますので、その時はスタッフにご相談ください。

ただし、例外的に病状を考慮して一時、食事制限することがあります。スタッフ・主治医にご確認ください。

Q 7-8）入院中に他院の外来に通うことができますか？

A 7-8）原則として他の病院の外来に通うことはできません。他の病院への外来通院を希望される場合は、主治医へご相談ください。

Q 7-9）飲酒や喫煙について規則はありますか？

A 7-9）飲酒も喫煙も許可しています。当院は、なるべく自宅での生活に近い環境で過ごしていただきたいと考えています。飲酒を希望される場合は、好みのアルコールを持参してもらい、それを院内の特定の場所で管理させてもらい、夕食時に提供しています。食事の際に（相談の上で）適量を提供することとしています。喫煙を希望される場合も、タバコは院内の特定の場所で管理させてもらい、所定の喫煙スペースで吸っていただくことができます。電子タバコも同じです。

アルコールもタバコも、病室内に所持することは禁止しています。また、ご家族や面会者は、敷地内での飲酒と喫煙は禁止としています。

Q 7-10）入院後は自己端末でインターネットを使用したいですが、その環境は整っていますか？

A 7-10）無線 LAN（Wi-Fi）を設置していますので、無料でインターネットを使用できます。ご自身のパソコンやスマートフォンを使用してください。貸し出しは行っていません。接続操作等は基本的にはご自身で行っていただきま

すが、不明な点はお尋ねいただければ、病院スタッフが可能な範囲でお手伝いします。

Q 7-11）選挙の投票に行けますか？

A 7-11）ご自身で、あるいはご家族付き添いで選挙の投票に行かれることは可能です。現在は新型コロナ感染予防対策のため外出規制中ですので、他に立ち寄ることなく、帰院をお願いしております。

Q 7-12）家にある家具など日常使っているものを持ってきてもいいですか？

A 7-12）あまり大きくないもの、お部屋におけるサイズのものであれば、持ってこられて大丈夫です。一度、スタッフにご相談ください。

Q 7-13）ペットと一緒に過ごすことは可能ですか？

A 7-13）日中はペットと一緒に過ごしていただくことが可能です。ご希望の方はスタッフへご相談ください。

8. 退　院

Q 8-1）いつごろ家に帰れますか？

A 8-1）体の調子を整えることは入院していても家でもできます。ご家族が家でも看れるということであれば、家に帰ることができます。ただし、家で安心して過ごせるように訪問診療と訪問看護をご提案します。

家でも病院と同じように苦痛や不快な症状を和らげるケアを行うことができます。定期的に訪問診療と訪問看護が行われますが、夜間でも休日でも苦痛や心配なことがあればいつでも訪問看護師に連絡して来てもらうことができます。訪問看護師が来てくれることで解決することがほとんどですが、解決できない時は医師が往診します。

Q 8-2）入院と退院を繰り返すことはできますか？

A 8-2）原則、可能です。退院して、提携する公立八女総合病院の緩和ケア科

外来への通院もできますし、当院から訪問診療も可能です。

Q 8-3）入院期間が長くなった場合、病院の都合で退院勧告をされることがありますか？

A 8-3）入院後、6 カ月ほど経過しても病状に変化がない、もしくは症状コントロールが安定している等の場合は、主治医と面談を行い一時退院を検討する場を設ける場合があります。

9. 看取り

Q 9-1）呼んでも目を開けませんがどうしたらいいですか？

A 9-1）がんの病状の進行にともない体力が低下して眠る時間が長くなっていきます。呼びかけても目を開けるなどの反応がない状況は意識がなく、一般的に危篤状態です。

呼びかけに目を開けなくても、話す言葉は聞こえており、手や足など体をさすられることは気持ちがいいと感じていると考えられています。

話しかけたり、周りで会話をしたり、体をさすったりと自然な振る舞いで過ごされたらどうでしょうか。

Q 9-2）いつごろ看取りになりそうですか？

A 9-2）予測することは難しいのですが、以下のような経過を参考にしてください。

がん患者の末期の症状として、だんだんと動けなくなり、食べる量が減ってきます。食べものや飲みものも飲み込めなくなってきます。心臓や肺の働きが弱ってくると、血圧が下がり手首の脈が弱くなったり、あらい呼吸や不規則な呼吸になったり、手足が紫色になったりします。そして、呼びかけても目を開けなくなります。手首の脈が触れなくなったり、喘ぐような呼吸になるとその日の内に看取りとなる可能性があります。急に呼吸や心臓が止まって亡くなることもあり得ます。

Q 9-3）いつごろ親戚を面会させたらいいですか？

A 9-3）適切な時期はないと考えます。いつ意識がなくなったり、会話ができなくなったりするかわかりませんから、悔いが残らないように早めに会っておかれるほうがよいでしょう。

Q 9-4）看取り間近に家に連れて帰れますか。

A 9-4）大丈夫です。退院の際には、以下のような対応を行います。

1．有料ですが介護タクシーを手配できます。

2．家で安心して過ごせるように訪問診療と訪問看護を提案します。家でも病院と同じように苦痛や不快な症状を和らげるケアを行うことができます。

　定期的に訪問診療と訪問看護が行われますが、夜間でも休日でも苦痛や心配なことがあればいつでも訪問看護師に連絡して来てもらうことができます。訪問看護師が来てくれることで解決することがほとんどですが、解決できない時は医師が往診します。家で看取りを行うこともできます。

Q 9-5）自分が死亡した後は献体したいのですが、どうしたらいいでしょうか？

A 9-5）献体登録がお済みでしたら、献体は可能です。これから献体登録をされる場合は、お住まいの都道府県にある大学医学部か大学歯学部、または、献体の会にお問い合わせください。献体登録には親族の同意等を含む書類の作成に時間を要することも多いので注意してください。

Q 9-6）患者死亡後、最長どのくらいの期間（時間）、遺体安置（滞在）が可能ですか？

A 9-6）原則として翌日まで病室に居ていただくことができます。

10. 在宅ケア

Q 10-1）在宅ケアで何をしてもらえますか？

A 10-1）在宅ケアは自宅でのケアと介護施設でのケアがあります。自宅や施設で穏やかに過ごしていただくために、まず苦痛や不快な症状があれば、それが和らぐようにケアを行います。そのために在宅医と訪問看護師が定期的に訪問して体の状態を把握し、必要に応じて薬を処方します。在宅でも病院と同じようなケアを行うことができます。

また、がんの進行とともに生活機能が低下していきます。歩けなくなったり、自分で排泄できなくなったり、食事を摂れなくなったり、動けなくなったり、会話ができなくなったりなど生活に必要な動作ができなくなり、介助を必要とするようになります。介護保険を使って、介護福祉用品をレンタルしたり、ヘルパーなどの家事支援を受けることもできます。訪問看護師もその役割を担いますが、その調整役を行うのがケアマネジャーです。介護施設に入所されている方は、介護保険サービスが適用されています。

また、訪問リハビリを受けることによって、生活機能の低下を予防したり遅らせたりすることができます。自宅の環境に合わせて、生活しやすいように支援してもらえます。自宅や施設で看ることが困難になった場合に備えて、緊急で入院できる病院をあらかじめ確保しておきます。また自宅での介護に家族が疲れた時のために、一時的に入院する病院も確保しておきます。それをレスパイト入院と言います。

Q 10-2）急に具合が悪くなった時は、すぐに来てもらえますか？

A 10-2）がんの場合は急に痛みなどの症状が強くなったり、動けなくなったりすることがあります。そのような場合のために、あらかじめ、夜間や休日でも 24 時間対応できる訪問看護ステーションに依頼し、その連絡先を複数お知らせしています。訪問診療医の連絡先もお知らせしています。

訪問看護師が行くことでほとんど解決できますが、解決しない場合には医師が往診します。

Q 10-3）昼間は家族がいませんが、自宅で看ていけますか？　一人暮らしですが、最期まで家で過ごすことはできますか？

A 10-3）患者さんだけが家に居る状況は、ご家族としてご心配かと思います。患者さんが食事を自分で摂れない、薬が自分で飲めない、トイレに自分で行けないなど身の回りのお世話をたくさん必要とする場合は特に心配です。また、苦痛症状がある場合や精神症状がある場合はさらに心配です。

その場合は、訪問看護師の訪問回数を朝夕や朝昼夕など増やすことができます。またヘルパーの訪問も介護度に応じて回数を増やすことができます。訪問看護師とヘルパーのサービスの時間を組み合わせて、一人だけで過ごす時間ができるだけ短くなるように調整することできます。

訪問看護師の連絡先を患者さんに伝えておいて、困った時には電話連絡できるようにします。電話が使えなくても緊急通報システム等を利用することもできます。また緊急入院もできるように病院と連携を取っています。

同じような対応で、一人暮らしでも最期まで家で過ごすことはできます。

Q 10-4）どのくらいお金がかかりますか？

A 10-4）訪問診療は健康保険が適用されます。年齢や所得に応じて料金が変わります。各種医療保険証をお持ちの方は、医療費助成の対象になります。交通費は、保険適用外です。

訪問診療の医療費　（月２回の訪問の場合）

	負担割合	１カ月の費用目安
70 歳以上	1 割	約 6,500 円〜
	2 割	約 13,000 円〜
	3 割	約 19,500 円〜
70 歳未満	3 割	約 19,500 円〜

（2023 年 2 月時点）

訪問看護ステーションへは別に支払いが必要です。

がんの場合は、医療保険で訪問看護が行われることがほとんどです。また、訪問診療と訪問看護の医療費は高額療養費の対象となります。

介護保険のサービスに応じた支払いは別に必要です。

ACPのこと

ACPという言葉を聞かれたことがあるでしょうか。アドバンスケアプランニング（= Advance Care Planning）の略です。本文中の八女筑後医師会在宅介護連携室の宮原文子室長の出前講座のお話（126ページ）にもありましたが、みどりの杜病院からも無料講話活動として高齢者サロンなどの公民館活動に出向いて、ホスピスや在宅医療について講話を行っています。その中で、ACPについてもお話しします。

ACPは、将来起きえる心身の変化に対する、事前の意思を表明するもので、主に終末期を見据えて医療面で言われるようになりました。いつか自分に不測の事態が起きたとき､事前に自分の意思を表明しておくことで､周囲に混乱（迷い）をもたらさないためには有効な手段です。

もしもの時に備えて次のことを勧めています。

1．自分の病気が、がんだと分かった時

2．がんにかかって治らないと分かった時

3．食べ物や飲み物が入らなくなった時、物が飲み込めなくなった時

4．けがや病気で意識が無くなった時

5．老衰や病気で、病院に通えなくなった時

どうしてほしいですか？

と質問事項を書いた紙と、さまざまな回答例を書いた紙をお渡しします。

「自分の文字で書いてください。ご家族と話し合って書くとよりよいと思います。気持ちが変わったら何回でも書き直されてかまいません。そして家の中の目立つ場所に貼っておいてください。もしもの時に、家族や身近な人はとても助かります」とお伝えしています。

講話のときに、参加者に２枚の用紙（xxii-xxiiiページ）をお渡ししています。

もしもの時は、こうしてください

家族や身近な方に私の望みを伝えます

名前　　　　　　　　　　　　　　　　　　　　日付

1．自分の病気が、がんだと分かった時

2．がん にかかって治らないと分かった時

3．食べ物や飲み物が入らなくなった時、物が飲み込めなくなった時

4．けがや病気で意識が無くなった時

5．老衰や病気で、病院に通えなくなった時

記　載　例

例文を参考にして、自分の文字で書いてみてください
気が変わったら、いつでも書き直してよいです

1．自分の病気が、がんだと分かった時
①自分にははっきりがんだと伝えてほしい
②治療を受けたいので、がんだと伝えてほしい
③落ち込む性格なので、自分には知らせないでほしい
④家族が集まって、自分に本当のことを伝えてほしい
⑤家族が伝えにくいなら、病院の先生に頼んでがんであることを伝えてほしい

2．がんにかかって治らないと分かった時
①がんが治らないことも伝えてほしい
②これからしなければならないことがあるので、がんが治らないことも伝えてほしい
③がんであることは伝えてほしいが、治らないことは伝えないでほしい
④病院に通えなくなっても家で過ごしたいので、在宅医療を受けたい
⑤病院に通えなくなったら、ホスピスに入院したい
⑥在宅医療を受けたいが、途中で家族が看れなくなったら、ホスピスに入院してもよい
⑦ホスピスには入りたくないので、普通の病院に入院したい

3．食べ物や飲み物が入らなくなった時、物が飲み込めなくなった時
①点滴をしてほしい
②胃ろうを作って、胃から栄養を入れてほしい
③点滴はしてもらいたいが、胃ろうはしてほしくない
④治らない病気と分かったら、点滴はしないでほしい
⑤物が口から入らなくなったら、寿命と判断して、点滴や胃ろうなどの延命はしないでほしい

4．けがや病気で意識が無くなった時
①救急車を呼んで、病院で治療を受けさせてほしい
②治るのであれば人工呼吸や心臓マッサージなどの延命処置をしてでも、命を助けてほしい
③救命できたとしても治らない病気なら、延命処置はしないでほしい
④そのまま死んでもよいので、延命処置はしないでほしい
⑤家族で話し合って、どうするか決めてほしい

5．老衰や病気で、病院に通えなくなった時
①病院に入院したい
②介護施設（老人ホームなど）に入所したい
③在宅医療を受けて、自分で自分のことができなくなったら入院か入所したい
④在宅医療を受けたいが、家族の負担になるようなら入院か入所させてほしい
⑤在宅医療を受けて、最期まで家で看てほしい

救急車を呼ぶということ

2023年3月6日付「西日本新聞」に下記の記事が載りました。もしもの時に救急車を呼ぶことは、いま、全国的にも問題になっており、在宅の看取りとも関連があり、そこでACPの重要さも指摘されています。一部を紹介します。

＊　＊

在宅医療が広がり、自宅で最期をみとってほしい、みとりたいと考える人が増えている。一方、いざそのときを迎えて、慌てて救急車を呼んでしまう例が多い。救急隊員は、救命処置を続けるか、中止するか、難しい判断を強いられる。専門家は、最期の迎え方については救急車を呼ぶかどうかを話し合って本人の意思を十分に聞き取り、その際の対応、特に医師との連絡方法を確かめておくよう勧めている。

（略）

総務省消防庁が全国の消防本部を対象にした調査によると、2019～20年の2年間で心肺蘇生を望まない傷病者に対して救急出動した事例は、計約1万900件。発生場所は住宅（53%）、高齢者施設（44%）の2つがほとんどを占めた。ただ、心肺蘇生をしないという望み通りに進むケースはまれで、8割以上は救急隊による心肺蘇生が続行され、医療機関へ搬送されている。

（略）

到着した救急隊員はまず、心肺蘇生を希望しないことが医師の指示書など書面で示されていたとしても、心肺蘇生など救命処置を開始する。処置を続けながら、かかりつけ医に連絡を取り、患者の状況を報告し、処置を中止するかどうかを確認する。かかりつけ医に連絡が取れない場合は、消防本部が連携している地域の医師の指示を求める。処置を中止するのは、かかりつけ医が中止の具体的な指示をした場合だ。

（略）

死亡診断は医師にしかできず、容体が急変したときに自宅でみとるのであれば医師が駆けつけるか、医療機関に運ぶかしかない。ただ、在宅医療には地域によってまだ大きな差があり、全国一律に方針を決めるのは難しい。医療者や救急関係者、行政などが話し合って、地域ごとの事情に応じた救急隊の対応指針が策定されつつある段階だ。

国は、人生の最終段階をどのように迎えるか、患者と家族、医療者、介護者ら関係者が話し合っておく「アドバンス・ケア・プランニング」を推奨し「人生会議」の愛称で普及を図っている。

田辺教授（救急救命東京研修所）は、どのように対応するかは、あらかじめ医療者と話し合い、家族の間でも食い違いがないように対処方針を決めておくことを勧める。「救急車を呼んでしまうと、その後どのように進んでも家族に納得いかないケースが生じてしまう。病状や経過、本人の意思をよく知っている在宅医療の医師やかかりつけ医を持ち、ちゃんと連絡が取れるようにしておくことが大切だ」と話している。

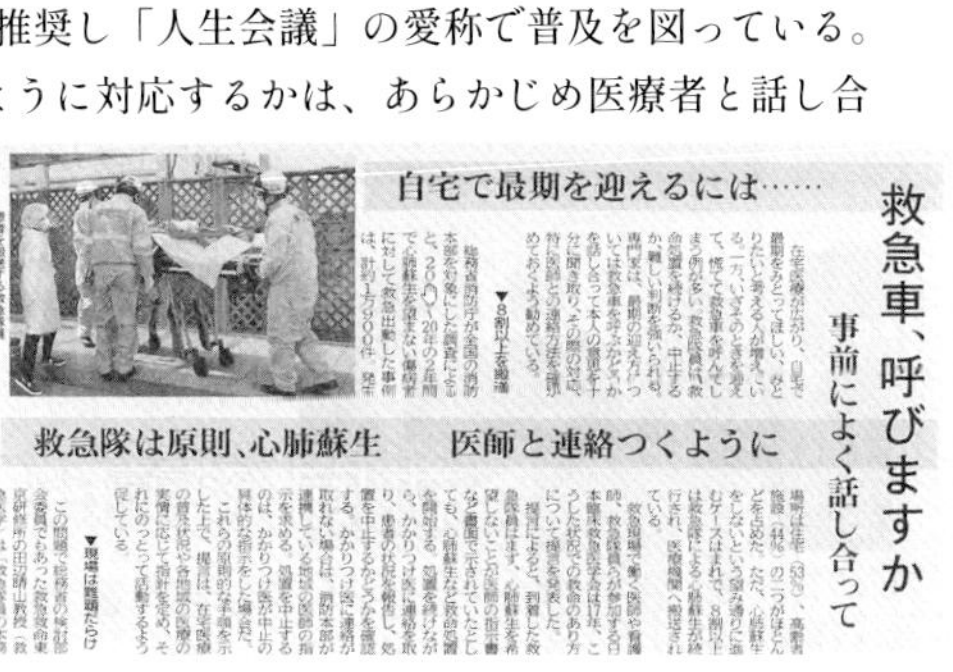
救急車、呼びますか
事前によく話し合って
自宅で最期を迎えるには……
救急隊は原則、心肺蘇生　医師と連絡つくように

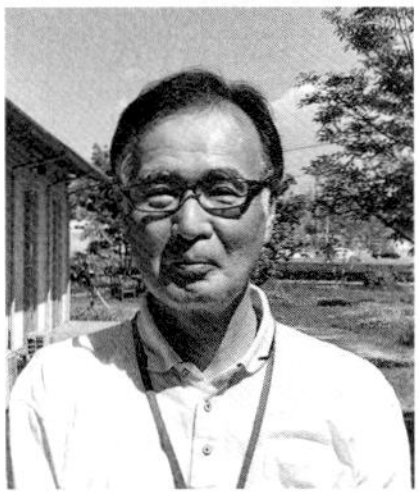

原口　勝
Haraguchi Masaru

福岡県八女市（旧八女郡）星野村生まれ。
1981 年 3 月、九州大学医学部卒業。同年 6 月、九州大学医学部第二外科入局。以後、九州大学医学部第二外科の関連病院で外科医として勤務（専門は消化器外科）。
2003 年 4 月～ 2005 年 3 月、九州がんセンター消化器部外科部長。緩和ケアチームで身体症状緩和を担当。
2005 年 4 月～ 2015 年 3 月、福岡市南区の那珂川病院に緩和ケア部長として 10 年間勤務。その間、ホスピス病棟、緩和ケア外来、在宅緩和ケアに携わる。
2015 年 4 月～みどりの杜病院院長就任、現在に至る。
そのほかの主な役職
日本緩和医療学会専門医　日本死の臨床研究会九州支部役員
「ふくおか在宅ホスピスをすすめる会」世話人、「福岡ホスピスの会」顧問。
「福岡ホスピスの会」（代表：柴田須磨子）はホスピスボランティアの活動に対し 2023 年秋、緑綬褒状を受章。

公立八女総合病院企業団
完全独立型ホスピス　**みどりの杜病院**
〒 834-0051　八女市立野 362-1
tel 0943-23-0002 ／ fax 0943-23-0012
ホームページ：http://www.yame-midori.jp

ホスピス緩和ケアがつなぐ
メディカルヴィレッジ

2024 年 3 月 10 日

編著　原口　勝
監修　みどりの杜病院

発行所　図書出版木星舎
〒 814-0002　福岡市早良区西新 7 丁目 1-58-207
TEL 092-833-7140　FAX 092-833-7141
e-mail info@mokuseisya.com　http//mokuseisya.com/

印刷製本　大同印刷株式会社

ISBN978-4-909317-36-0　0036

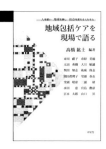

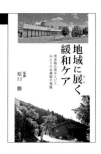

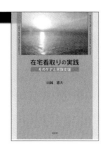